Gesundheit wächst vor der Haustür

Heilkräuter erkennen, sammeln, anwenden

Impressum

Hinweis

Die Ratschläge in diesem Buch wurden sorgfältig erarbeitet, dennoch erfolgen alle Angaben ohne Gewähr. Für eventuell auftretende Nachteile, die aus der Anwendung der in diesem Buch gegebenen Ratschläge resultieren, können weder Autorin noch Verlag eine Haftung übernehmen. Jeder Anwender handelt in Eigenverantwortung, bei Unsicherheiten ist umgehend ärztlicher Rat einzuholen. Die Ratschläge in diesem Buch können nicht den Gang zum Arzt ersetzen. Die hier enthaltenen Informationen dienen nicht zur Diagnosestellung. Eine Haftung der Autorin und des Verlages für Personen-, Sach- und Vermögensschäden durch die Gesundheitstipps, Rezepte und Empfehlungen in diesem Buch wird ausgeschlossen.

Literatur

Delaveau, Pierre; Lorrain, Michelle; Mortier, Francoise; Rivolier, Caroline; Schweitzer, Rene: Geheimnisse und Heilkräfte der Pflanzen. Zürich / Stuttgart / Wien: Das Beste aus Readers Digest, 1978

Dreyer, Eva M.: Essbare Wildpflanzen Europas. Stuttgart: Kosmos, 2010

Fleischhauer, Steffen G.: Kleine Enzyklopädie der essbaren Wildpflanzen. Aarau: AT Verlag, 2010

Hirsch, Siegrid; Grünberger, Felix: Die Kräuter in meinem Garten. Linz: Freya, 1999

Treben, Maria: Gesundheit aus der Apotheke Gottes. 3. Auflage. Steyr: Wilhelm Ennsthaler Verlag, 1980

Weidinger, Hermann-Josef: Ich bin eine Ringelblume – Der Kräuterpfarrer auf der Ätherwelle. Kleine Reihe Bd. 1. 2. Auflage. Karlstein: Freunde der Heilkräuter, 1983

www.heilkräuter.de

Impressum:

Titel: Gesundheit wächst vor der Haustür | Heilkräuter erkennen, sammeln, anwenden

Text: Hildegard Wutte | Lektorat: Inge Krenn | Grafik: Moritz Scharf

Fotos: Hubert Krenn Verlag, Uwe Lochstampfer – botanikus.de,
© Fotolia.com: digitalmagus, Falko Matte, Marén Wischnewski

Druck: Donau Forum Druck, Wien

ISBN 978-3-99005-150-4

Printed in EU 2015

Hildegard Wutte

Gesundheit wächst vor der Haustür

Heilkräuter erkennen, sammeln, anwenden

KRENN

Inhalt

Inhalt

Wie meine Liebe zu den Kräutern entstand

Ich wurde als vierte von sieben Töchtern auf einem Bauernhof in Villach in Kärnten geboren. Die dritte Tochter ist meine Zwillingsschwester und genau eine halbe Stunde älter als ich. Außer meinen Schwestern und meinen Eltern lebten noch die Großeltern väterlicherseits auf dem Hof.

Wie in einer Großfamilie üblich, halfen alle zusammen, sei es im Haushalt, in der Landwirtschaft, bei der Kindererziehung, oder wenn wir Kinder krank waren. Bei uns war ja meist nicht nur ein Kind krank, sondern zwei oder drei, je nach Übertragbarkeit und Art der Erkrankung. Meine Mutter, die ihrerseits auch auf einem Bauernhof mit sechs Geschwistern aufgewachsen war, hatte von ihrer Mutter ein umfangreiches Wissen über Hausmittel und Kräuter überliefert bekommen. Dieses Wissen wurde bei den auftretenden Krankheiten eingesetzt, und alle Ratschläge und Anwendungen waren vielfach erprobt.

Am liebsten verbrachte ich die Zeit mit meiner Oma väterlicherseits. Sie war nicht so gern im Haushalt tätig, überließ diesen Bereich immer mehr meiner Mutter und hielt sich viel lieber in der Natur auf, indem sie Arbeiten auf den Äckern und Wiesen verrichtete. Ihre Ausdauer beim Runkel hauen oder Erdäpfel jäten bewunderte ich schon damals. Meine Aufgabe war es, ihr Verpflegung zu bringen, und ich tat dies von Herzen gerne. Sie wusste, wann es Zeit war, zu Mittag zu essen, denn sie hörte auf ihren Magen, der zu diesem Zeitpunkt schon gut hörbar knurrte. Wissbegierig, wie ich war, löcherte ich sie mit allerlei Fragen, die mir auf der Zunge brannten, und mit großem Interesse lauschte ich ihren Ausführungen. Ihr Wissen schien unendlich zu sein, es war wie ein Schatz, den sie barg, und von dem sie immer wieder ein Stück mit mir teilte.

Alle Informationen und alles Wissen meiner Oma, meiner Mutter und meines über alles geliebten Vaters nahm ich auf, und ich begann schon früh, mir Notizen über die gängigsten Kräuter zu machen, kannte ich doch bis dahin nur Schnittlauch, Petersilie und Dille, die in unserem Garten wucherten. So wurde mein Horizont schon bald erweitert.

Bei meiner Berufswahl entsann ich mich meiner Interessen für Blumen, Kräuter und Pflanzen. Mein Lehrherr erkannte sofort, dass aus mir noch eine tolle Gärtnerin werden könnte, was sich nach meiner Lehre mit dem erfolgreichen Abschluss auch bestätigte. Ich konnte mein Wissen über Pflanzen, Schnittblumen und Floristik an den verschiedenen Arbeitsstellen erweitern, bis ich dann schließlich nach zehnjähriger Tätigkeit in einem Geschäft dieses übernahm und recht erfolgreich weiterführte. Doch wie so oft kam es anders, als geplant, und ich entwickelte eine Blütenpollen- und Duftstoffallergie, als deren Folge ich mein Geschäft aufgeben musste.

Mein Interesse und mein Wissensdurst waren aber ungebremst, ich wollte mich weiterbilden, und so begann ich, mich intensiver mit Kräutern, deren Kultivierung und deren Verwendung zu beschäftigen. Da ich mit meiner Familie nun auf dem Bauernhof meines mittlerweile verstorbenen Vaters lebte, konnte ich viele Kräuter kultivieren und auch einen Kräuterladen beliefern. Vor der Haustür und rund um das Haus blühte und sprießte es, die Kräuter dufteten herrlich und zogen Schmetterlinge und andere nützliche Insekten an, hier konnte ich mein Wissen in die Praxis umsetzen.

Doch das Leben hält sich nicht an Drehbücher, wieder kam es ganz anders, als gedacht. Ich verlegte meinen Wohnsitz nach Niederösterreich, wo ich seit vier Jahren glücklich und zufrieden lebe.

In den Kittenberger Erlebnisgärten in Schiltern bei Langenlois habe ich meinen Platz und Wirkungsbereich gefunden, hier wurde auch die größte Kräuterspirale der Welt errichtet. Reinhard Kittenberger kann gut abschätzen, wie viel mein Kräuterwissen wert ist, und er versteht es auch gut, mich zu dessen Weitergabe zu motivieren.

Mein Wunsch und Ziel ist es, den Menschen den Zugang zu Kräutern und deren Heilkräften zu erleichtern, und deshalb habe ich auch dieses Buch geschrieben. An dieser Stelle bedanke ich mich auch bei allen Freunden und Kräuterfans, die mich immer wieder dazu aufgefordert und motiviert haben.

Es heißt, für jedes Leiden ist ein Kraut gewachsen, deshalb holen wir doch diese Alleskönner der Natur vor den Vorhang!

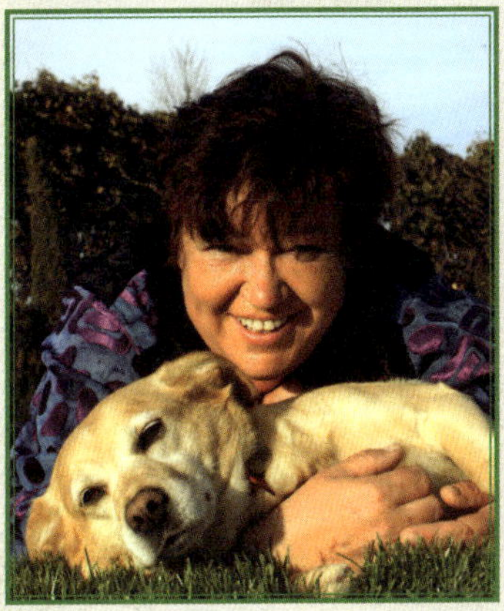

Ihre Hildegard Wutte

Kontakt:

Tel.: +43 664 5107816

hildegardwutte@gmx.at

www.kraeuterhexe-hilde.at

Wie ich meine Kräuter ernte, trockne und aufbewahre

- Für den Wintervorrat und die Heilkräuterapotheke empfehle ich, die Kräuter zu trocknen. Die meisten Kräuter lassen sich sehr gut trocknen und behalten dabei auch ihr kräftiges Aroma.
- Vor der Blüte ist der beste Zeitpunkt für die Ernte, und Sie sollten darauf achten, dass die Pflanzen auch wirklich trocken sind. Optimal ist es um die Mittagszeit, wenn die Bienen und Insekten ihre Arbeit erledigt haben und der Morgentau schon getrocknet ist. Anschließend die Kräuter nicht waschen, sondern nur vorsichtig ausschütteln und weiterverarbeiten.
- Ich persönlich zupfe die Blätter von den Stielen und lege sie in mit Papier (kein bedrucktes Zeitungspapier) ausgelegte Steigen. Diese kann man wunderbar stapeln, sie sind somit platzsparend, und die Kräuter trocknen auf diese Weise auch sehr schnell. Meist sind sie schon am nächsten Tag rascheltrocken, zur Aufbewahrung gebe ich sie dann in saubere, dunkle Gläser oder in Stoff- oder Papiersackerl. Auch Rexgläser mit Gummidichtung eignen sich sehr gut, denn so sind die Kräuter luftdicht verschlossen und vor Motten etc. geschützt. Empfehlenswert ist es auch, die Kräuter sofort zu beschriften, denn in getrocknetem Zustand sehen sie völlig anders aus als in frischem.
- Es besteht aber auch die Möglichkeit, die Kräuter in Büscheln zu binden und sie an einem schattigen und warmen Ort verkehrt aufzuhängen. Dabei empfiehlt es sich, die Kräuter nicht im Freien zu trocknen, um sie nicht der Abendfeuchtigkeit auszusetzen (eventuelle Schimmelbildung). Am besten geeignet dafür ist ein luftiger Dachboden.
- Johanniskrautblüten beispielsweise gebe ich gleich in ein Glas, fülle mit Olivenöl auf und stelle das Glas ins Fenster, das Öl färbt sich dann blutrot. Veilchen-, Borretsch- und Rosenblüten eignen sich auch zum Kandieren. Einige Kräuter (Pfefferminze, Melisse, Ananassalbei) und Blüten (Holunderblüten, Lavendel, Flieder, Salbei, Rosen) verarbeite ich sofort zu Sirup.
- Samen trockne ich auch in einer mit Papier ausgelegten Steige. Beim Trocknen fallen sie ab, ich gebe sie sodann zur Aufbewahrung in Gläser und beschrifte diese. Mit einigen Samen lässt sich ein guter Likör herstellen (z. B. Anis).
- Wurzeln haben im Herbst oder zeitig im Frühjahr die meisten Wirkstoffe und werden um diese Zeit geerntet, gewaschen und in 2–3 mm dicke Scheiben geschnitten. Anschließend auf ein mit Backpapier ausgelegtes Blech legen und bei 50 °C im Backrohr trocknen.

HEILPFLANZEN VON A BIS Z

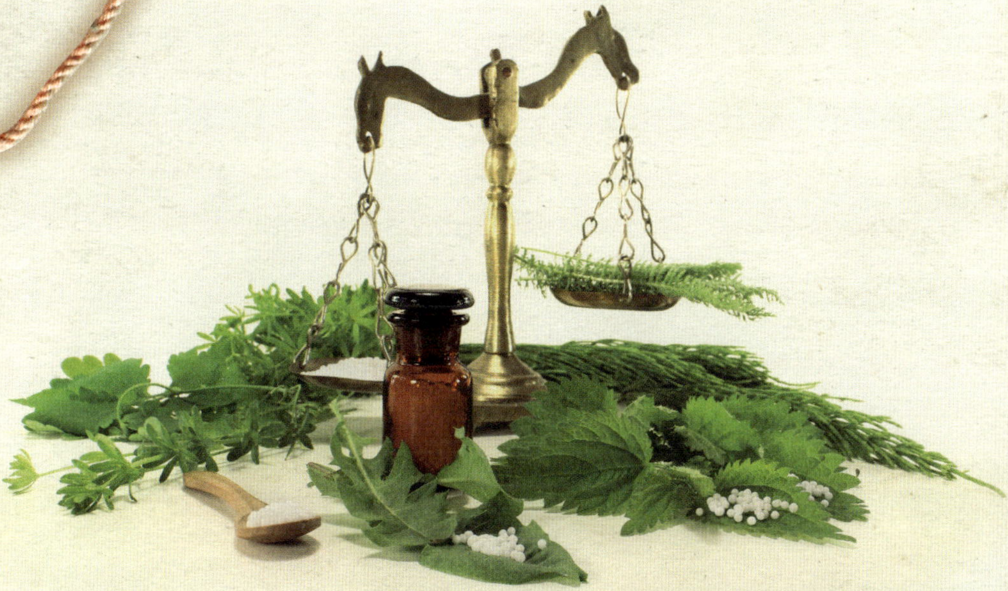

Hinweis

Die Ratschläge in diesem Buch wurden sorgfältig erarbeitet, dennoch erfolgen alle Angaben ohne Gewähr. Für eventuell auftretende Nachteile, die aus der Anwendung der in diesem Buch gegebenen Ratschläge resultieren, können weder Autorin noch Verlag eine Haftung übernehmen. Jeder Anwender handelt in Eigenverantwortung, bei Unsicherheiten ist umgehend ärztlicher Rat einzuholen. Wir weisen ausdrücklich darauf hin, dass die Ratschläge, Gesundheitstipps und Anwendungen in diesem Buch nicht die Diagnosestellung durch einen Arzt ersetzen.

Ackerschachtelhalm

Equisetum arvense | Volksname: Zinnkraut

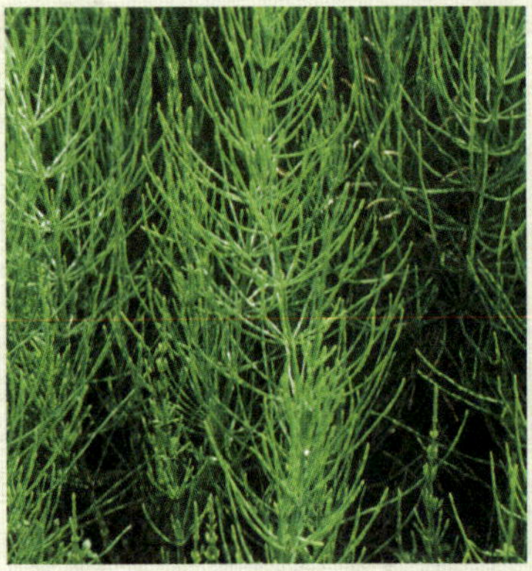

Der Ackerschachtelhalm vermehrt sich durch Sporen und war vor 400 Millionen Jahren baumgroß. Der hohe Gehalt an Kieselsäure begünstigt die Stärkung des Bindegewebes und lindert Nierenbeschwerden. Verwendet werden: Kaltwasserauszug, Brühe, Jauche bei Gemüse, Obst und Rosen.

Die grünen Sommertriebe wurden früher zum Putzen von Metall verwendet, deshalb auch der Name Zinnkraut.

Inhaltsstoffe

Mineralsalz, Glykoside, Gerbstoffe, Saponine, Bitterstoffe, Kieselsäure, Saponine, Flavone, Kalzium, Kalium, Magnesium, weitere Spurenelemente

Erntezeit

Ganze Pflanze ohne Wurzel, Frühjahr bis Herbst, nur junges Kraut verwenden

Wirkung

Adstringierend, blutstillend, harntreibend, mineralsalzzuführend, narbenbildend, blutreinigend, entzündungshemmend

Anwendung

Blutungen, Nasenbluten, Schwangerschaftsstreifen, Nagelbettentzündung, Fistel, Schweißfüße, Rheuma, Durchblutungsstörungen, Nierenschwäche, Entzündungen der Haut, Frostbeulen, Ödeme

Küche

Im Frühjahr können die jungen Sprosse wie Spargel zubereitet werden.

Badezusatz

Aus 2 Handvoll Schachtelhalmen einen Absud bereiten, diesen ins Badewasser gießen und bei Bandscheibenschmerzen etwa 20 Minuten darin baden. Nicht abtrocknen, sondern nass in ein Tuch hüllen, gut zudecken und 1 Stunde nachwirken lassen.

Natürlicher Pflanzenschutz

2 Handvoll Ackerschachtelhalm in 5 Liter Wasser drei Tage einweichen und Pflanzen damit besprühen. Die im Ackerschachtelhalm enthaltene Kieselsäure festigt das Gewebe und erhöht somit die Widerstandsfähigkeit der Pflanzen gegen die Lauchmotte, echten und falschen Mehltau, Kraut- und Knollenfäule, Rost und Schorf.

Hildes Kräuterschatz

Jede Frau sollte ab dem 40. Lebensjahr Schachtelhalmtee trinken, festigt Haut, Haare und Nägel und beugt der Osteoporose vor.

Ackersenf

Sinapis arvensis | Volksname: Wilder Senf

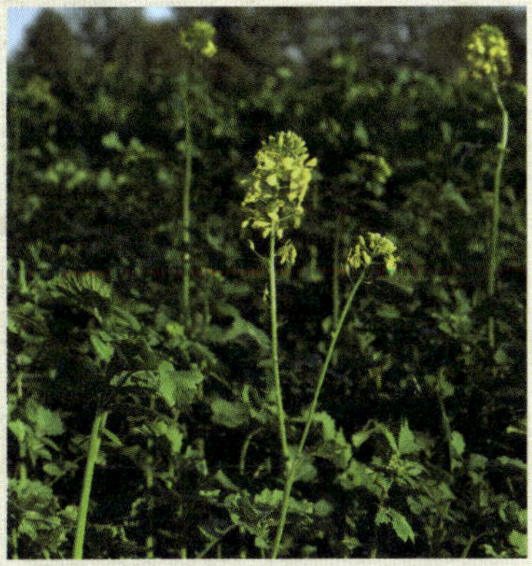

Ackersenf ist meist auf nahrhaften Wiesen zu finden. Unter seinem englischen Namen Mustard ist er auch als Bachblüte Nummer 21 bekannt. Ackersenf kann sowohl in der Küche als auch als Heilkraut angewendet werden.

Inhaltsstoffe

Senföl, Vitamin C

Erntezeit

- Frühsommer bis Herbst, verwendet werden Blüten, Blätter und Samen

Wirkung

Stoffwechsel- und verdauungsanregend, durchblutungsfördernd, antirheumatisch

Anwendung

Appetitlosigkeit, Verdauungsschwäche, Stoffwechselschwäche, Halsschmerzen, Bronchitis, Rheuma, Hexenschuss, Verspannungen

Küche

Ackersenf eignet sich als Gewürz und als würzendes und aromatisches Wildgemüse in Aufstrichen und Salaten.

Senfzubereitung

50 g frische Senfsamen in 6 EL Essig aufkochen, anschließend mit dem Mixer pürieren. 2 TL Salz, 4 EL braunen Zucker, Pfeffer, Cayennepfeffer und 10 g Kurkuma verrühren. Erkalten lassen, anschließend 1 EL Olivenöl tropfenweise einrühren.

Man kann auch mit Kerbel, Basilikum, Paprika, Zwiebel, Tabasco oder Knoblauch viele verschiedene Geschmacksvariationen herstellen.

Senfpflaster

Senfsamen in einem Mörser zerstampfen, sodass ein Brei entsteht. Bevor man den Senfbrei auf die Haut aufträgt, unbedingt die Stelle auf der Haut mit Fettcreme eincremen, damit es zu keinen Verbrennungen kommt, mit einem Tuch bedecken.

Diese Senfpflaster eignen sich sehr gut für festsitzende Beschwerden des Bewegungsapparates.

Hildes Kräuterschatz

Senfpflaster können generell bei Beschwerden angewendet werden, bei denen Wärme lindernd wirkt.

Ackerwinde

Convolvulus arvensis | Volksname: Windling

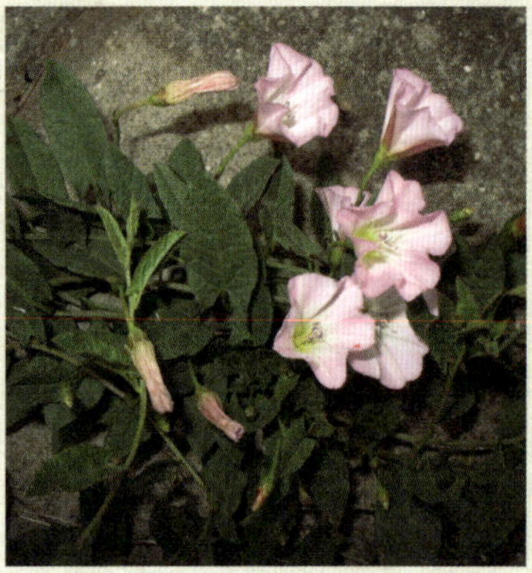

Diese Pflanze ist leicht giftig!

Die Ackerwinde gleicht einer anmutigen Zierpflanze mit trichterförmigen Blüten, die sich an den Stängeln von Ackerfrüchten hochschlängelt und diese dadurch am Wachsen und Entfalten hindert.

Inhaltsstoffe

Flavonoide, Gerbstoff, Gerbsäure, Glykoretine, Glykoside, Harzglykoside, Tannin, Alkaloide

Erntezeit

- Blätter, Blüten, Kraut, Wurzel den ganzen Sommer über

Wirkung

Harntreibend, fiebersenkend, schweißtreibend, abführend

Anwendung

Blähungen, Verstopfung, Gallenschwäche, Menstruationsbeschwerden, Insektenstiche, Geschwüre, offene Beine

Abführtee

Blätter, Blüten und Wurzel mit kochendem Wasser übergießen, 5 Minuten ziehen lassen, schluckweise trinken.

Hildes Kräuterschatz

Da die Ackerwinde leicht giftig ist, sollte sie nur niedrig dosiert in Teemischungen, homöopathisch oder äußerlich angewendet werden.

Die Trichterwinde (Ipomea), eine einjährige Verwandte, zeigt verlässlich an, wenn es regnen wird, dann bleiben die Blüten geschlossen. Die Samen sind giftig.

ANGELIKA

ANGELIKA ARCHANGELIKA | VOLKSNAME: ENGELWURZ

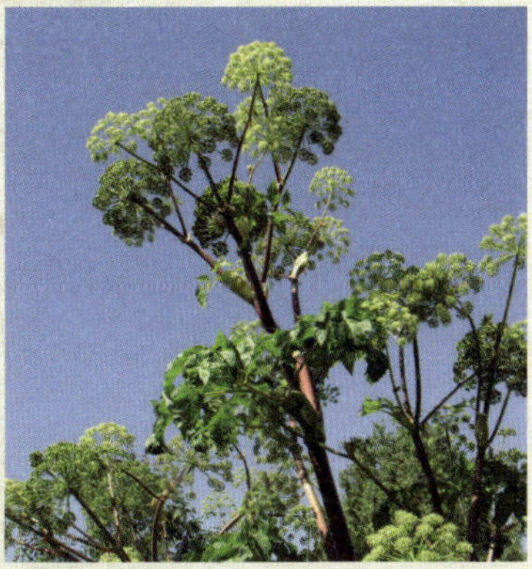

Engelwurz ist in Nord- und Osteuropa sowie Sibirien, Himalaya und Nordamerika verbreitet, wächst in feuchten Wiesen, an Ufern und in nährstoffreichen Tonböden.

Inhaltsstoffe

Ätherisches Öl, Bitterstoffe, Gerbstoffe, Stärke, Pektin, Zucker

Erntezeit

- Wurzel im Frühjahr oder Herbst, Stängel ab Juli

Wirkung

Appetitanregend, auswurffördernd, durchblutungssteigernd, entwässernd, pilzhemmend, stimmungssteigernd, verdauungsfördernd, krampflösend, blähungshemmend

Anwendung

Magenbeschwerden, Rheuma, Nervenschmerzen, Lähmungen, Gicht

Küche

In der Küche finden die Angelikastängel in kandierter Form als Dekoration für Torten und Kuchen Verwendung.

Heißer Aufguss

1 TL der fein geschnittenen Angelikawurzel mit einer Tasse heißem Wasser überbrühen, 10 Minuten in einem zugedeckten Gefäß ziehen lassen. Oder mit 1 Tasse kaltem Wasser ansetzen und kurz aufkochen, ca. 30 Minuten vor den Mahlzeiten ungesüßt schluckweise trinken, regt den Appetit an.

Bad gegen Rheumabeschwerden

100 g Engelwurz mit 1 l Wasser übergießen, erhitzen und 15 Minuten köcheln lassen. Den Absud ins Badewasser gießen, 2-mal pro Woche anwenden.

Appetitanregende Tinktur

20 g getrocknete Angelikawurzel mit 100 ml Alkohol (70 %) ansetzen, zwei Wochen stehen lassen, immer wieder schütteln, abseihen und in dunkle Flaschen füllen. Vor dem Essen 1 TL einnehmen, regt Appetit und Verdauung an.

Hildes Kräuterschatz

Angelika macht die Haut lichtempfindlicher, deshalb sollte bei Einnahme auf zu intensive UV Bestrahlung verzichtet werden. Auch während der Schwangerschaft ist die Anwendung nicht ratsam, da Angelika die Gebärmuttermuskulatur stark anregt.

Baldrian

Valeriana officinalis | Volksname: Augenwurz

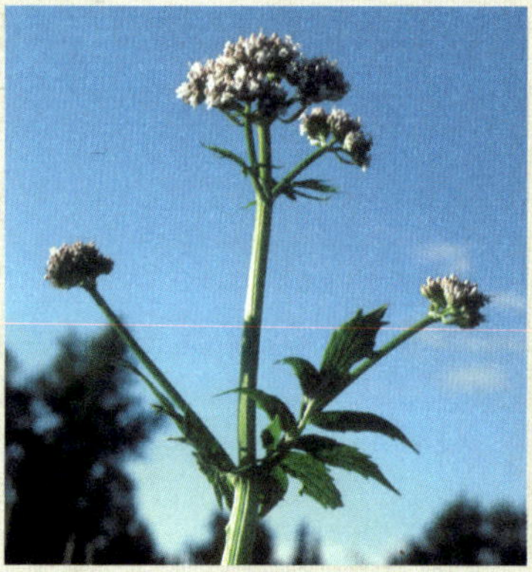

Baldrianblüten duften zart und angenehm, genauso sanft beruhigend wirkt er auf Nervensystem und Körper.

Inhaltsstoffe

Ätherische Öle, Valeriansäure, Baldriansäure, Bitterstoffe, Gerbstoffe, Harz, Alkaloide

Erntezeit

- Wurzel im Oktober, Blüten im Juli und August

Wirkung

Beruhigend, entspannend, konzentrationsfördernd, krampflösend, schlaffördernd, nervenstärkend, blutdrucksenkend, herzberuhigend, blähungswidrig, schmerzstillend

Anwendung

Blähungen, Bluthochdruck, Darmkrämpfe, Gallenbeschwerden, Gastritis, Kopfschmerzen, Magenkrämpfe, Magenschleimhautentzündung, Migräne, Nervöse Herzbeschwerden, Nervosität, Neurodermitis, Prüfungsangst, Reizblase, Rückenschmerzen, Schilddrüsenüberfunktion, Schlafstörungen, Unruhe, Verspannungen, Wechseljahrsbeschwerden

Baldriantinktur

1 Handvoll zerhackte Baldrianwurzel mit Alkohol (70 %) ansetzen, 1 Monat stehen lassen. 5 Tropfen pro Anwendung einnehmen.

Baldrianwein

3 Baldrianwurzeln reinigen, zerhacken und mit 1 l Weißwein leicht erhitzen (nicht kochen), 3 Wochen stehen lassen.

Um den Geschmack zu verbessern, kann man auch Schlüsselblumen, Melisse, Hopfen und Zitronenschale dazugeben, danach abfiltern.

Hildes Kräuterschatz

Bei Wechseljahrsbeschwerden, nervöser Überreiztheit, Kopfschmerzen, Unruhe und Angst vor Prüfungen und vor allem Schlaflosigkeit hilft die Einnahme von Baldriantropfen.

Katzen, Mäuse und Ratten lieben den Geruch von Baldrianwurzeln, deshalb sollte man diese unbedingt in einem luftdichten Gefäß aufbewahren.

Auch in der Tierheilkunde kann Baldrian vor allem für Hunde, Pferde, Kühe und Vögel angewendet werden – wirkt auch hier beruhigend und entspannend.

BASILIKUM

OCIMUM BASILICUM | VOLKSNAME: KÖNIGSKRAUT

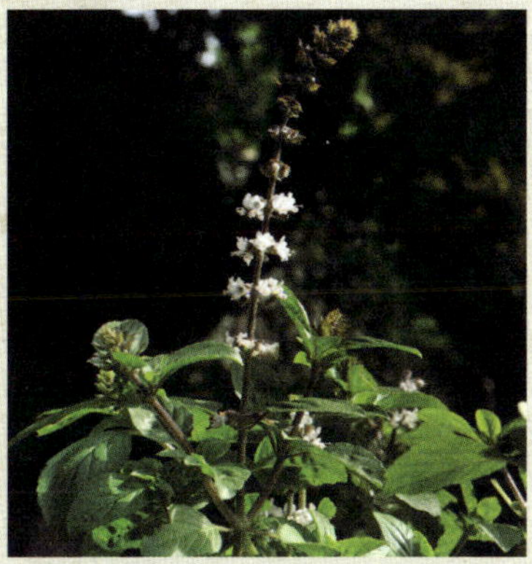

Basilikum ist vor allem als Küchenkraut bekannt, dabei hilft es durch sein würziges Aroma, Salz zu sparen. Doch darüber hinaus ist es auch als Heilkraut vielfältig einsetzbar.

Inhaltsstoffe

Ätherisches Öl, Kampfer, Gerbstoff, Cineol, Flavonoide, Menthol, Thymol

Erntezeit

- Vorwiegend frische Blätter kurz vor der Blüte, Ende Juni bis September

Wirkung

Appetitanregend, milchbildend, magenwärmend, verdauungsfördernd, herzstärkend, uterusreinigend und geburtsfördernd, potenzstärkend, schlaffördernd, antibakteriell, krampflösend, beruhigend

Anwendung

Fieber, Magenschwäche, Blähungen, Darminfektionen, Magenkrämpfe, Verstopfung, Gicht, Blasenentzündung, Nervenschwäche,

Schwindelanfälle, Migräne, Hautabschürfungen, Hautrisse, Wundheilung, Insektenstiche

Küche

Basilikum kennt man vor allem aus der italienischen Küche, in Kombination mit Tomaten z. B. entfaltet es sein intensives Aroma.

Basilikumöl

1 Handvoll Blätter in Olivenöl mit Salz und schwarzem Pfeffer einlegen.

Dieses Öl kann man laufend verwenden, z. B. für Tomatensalate etc.

Basilikumwein

1 l Weißwein und 2 Handvoll Basilikumblätter in ein weithalsiges Gefäß geben und 3 Tage stehen lassen. Abseihen und nach Bedarf 2 EL vor dem Essen einnehmen, löst Verschleimungen.

Hildes Kräuterschatz

Basilikum stärkt nicht nur die Verdauungsorgane, sondern beruhigt auch die Nerven, lindert Migräne und leistet gute Dienste in der Frauenheilkunde.

Teemischungen helfen bei Blähungen, Magenverstimmung und nervöser Unruhe.

Achtung! In der Schwangerschaft meiden!

Beifuss

Artemisia vulgaris | Volksname: Wilder Wermut

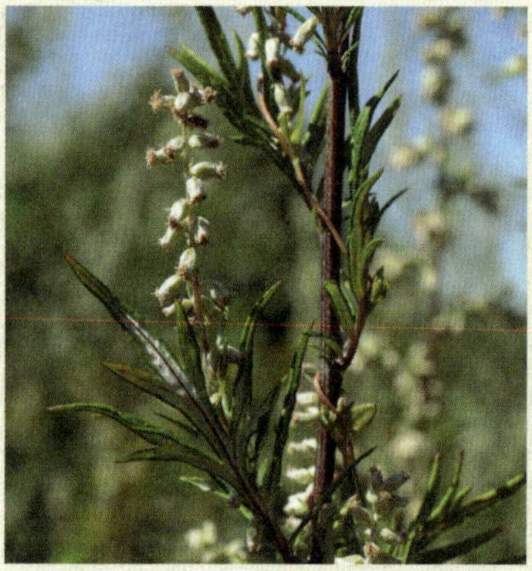

Beifuß wächst an vielen Wegrändern und Geröllplätzen, wurde von den Indianern als Räucherkraut verwendet.

Durch die in ihm enthaltenen Bitterstoffe ist er häufiger Bestandteil von Magenbittern.

Inhaltsstoffe

Saponine, Bitterstoffe, Gerbstoffe, ätherisches Öl, Terpene, Terpenderivate, Kampfer, Borneol, Cardinol

Erntezeit

- Blühendes Kraut von Juli bis September, Wurzel im Oktober

Wirkung

Appetitanregend, beruhigend, verdauungsfördernd, wehenfördernd, durchblutungsfördernd, menstruationsfördernd

Anwendung

Blähungen, Blasenentzündung, chronische Eierstockentzündung, Muskelkater, Gebärmutterkrämpfe, Nervenanspannung, Neuralgien, müde Beine, Schlafstörungen

Beifußcrêpes

100 g Mehl, 4 Eier, 250 ml Milch und 50 ml Olivenöl zu einem glatten Teig rühren und 30 Minuten rasten lassen. 1 Handvoll gehackte Beifußblätter untermischen und in einer Pfanne dünne Crêpes ausbacken. Schmeckt gut mit Frischkäse bestrichen oder zu deftigen Speisen.

Beifußwein

2 Handvoll Beifußblätter, 1 Handvoll Pfefferminzblätter und Rosmarin in 1 l Weißwein ansetzen und 10 Tage stehen lassen. Abseihen und vor jeder Mahlzeit 2 EL einnehmen, regt die Verdauung an und ist menstruationsfördernd. Kann man auch als Aperitif mit etwas Zitronensaft genießen.

Hildes Kräuterschatz

Wenn man diese wärmeverbreitende Heilpflanze erst einmal kennengelernt hat, möchte man sie nicht mehr missen.

Nicht bei akut entzündlichen Erkrankungen anwenden.

BEINWELL

SYMPHYTUM OFFICINALE | VOLKSNAME: BEINWURZ

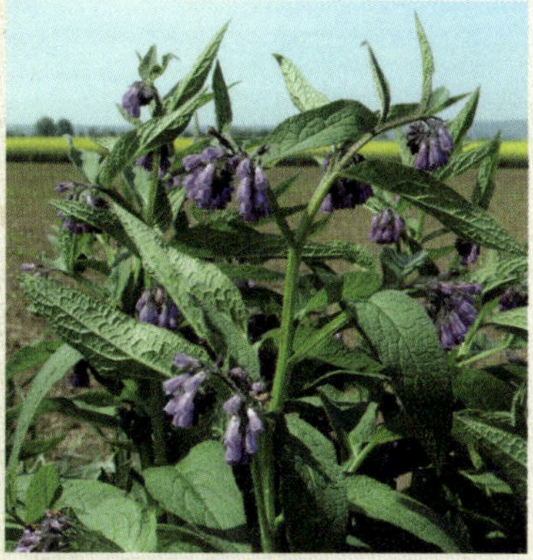

Beinwell wächst gerne in feuchten Böden und versucht, seine violetten Blüten zu verbergen.

Inhaltsstoffe

Allantoin, Gerbstoff, Schleim, Asparagin, Alkaloide, ätherisches Öl, Flavonoide, Harz, Kieselsäure, Pyrrolizidinalkaloide, Stigmasterol

Erntezeit

- Blätter im April bis Mai, Wurzeln im Spätherbst oder im zeitigen Frühjahr

Wirkung

Adstringierend, beruhigend, blutbildend, blutreinigend, blutstillend, entzündungshemmend, erweichend, kühlend, lindernd, wundheilend, schmerzstillend

Anwendung

Verletzungen des Bewegungsapparates, Arthritis, Arthrose, Asthma, Bluterguss, Blutarmut, Verbrennungen, Bronchitis, Durchfall, Ekzeme, Furunkel, Gastritis, Gelenkschmerzen, Geschwüre, Gichtknoten, Insektenstiche, Ischias, Juckreiz, Hämorrhoiden, Hautschäden, Knochenbruch, Krampfadern, Lungenentzündung, Magenschleimhautentzündung, Muskelkater, Nebenhöhlenentzündung, Narbenschmerzen, Quetschungen, Rheuma, Schnittwunden, Schuppenflechte, Unterschenkelgeschwüre, Venenentzündung, Verbrennungen, Verdauungsbeschwerden, Verhärtung der Brustdrüsen, Verrenkung, Verstauchung

Beinwelltinktur

Geschnittene Wurzelteile in ein Schraubglas geben und mit Alkohol (70 %) übergießen, 3 Wochen stehen lassen. Entweder tropfenweise auf Zucker oder Brot einnehmen oder zum Einreiben verwenden.

Beinwellöl

1 Handvoll Beinwellblätter entsaften und mit 100 ml Olivenöl verschütteln. Für den guten Duft 5 Tropfen Zitronenöl oder Rosenöl dazugeben und nochmals schütteln. Massageöl, gegen Zellulitis, bei schlecht durchbluteter Haut und auch bei Schwangerschaftsstreifen.

Hildes Kräuterschatz:

Oft schon habe ich eine Salbe aus seinen Wurzeln zubereitet, die bei vielen Verletzungen hilfreiche Dienste leistet.

BENEDIKTINERKRAUT

GEUM URBANUM | VOLKSNAME: NELKENWURZ

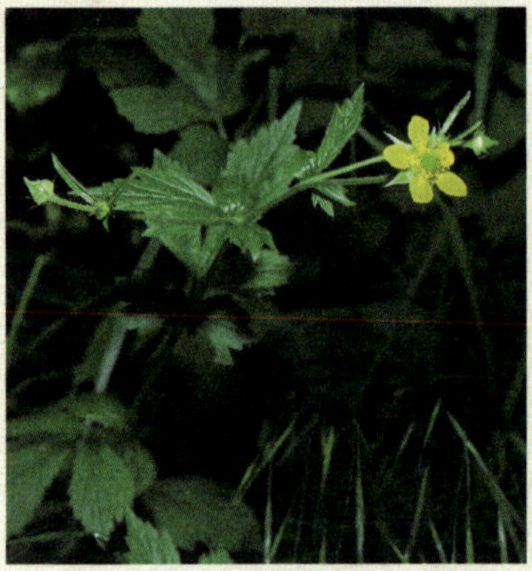

Nelkenwurz ist in Mitteleuropa heimisch. Sie wächst in Wäldern und an Waldrändern, aber auch an Hecken, Gebüschen und Mauern. Gerne mag sie auch alte Gemäuer.

Die Blätter sind grob gefiedert und gesägt. Die eher unscheinbaren Blüten, die meist kleiner als 1 cm sind, haben fünf gelbe Blütenblätter, die auseinander stehen.

Aus den Blüten entwickeln sich klettenartige Früchte.

Inhaltsstoffe

Glykosid, Bitterstoff, Gerbstoff, Gerbsäure, Flavone, ätherische Öle

Erntezeit

- Blätter und Knospen im März und April, September und Oktober

Wirkung

Adstringierend, antibakteriell, blutstillend, entzündungshemmend, örtlich betäubend, schweißtreibend, tonisierend

Anwendung

Rekonvaleszenz, Durchfall, Verstopfung, Verdauungsschwäche, Übelkeit und Erbrechen, Leberschwäche, Fieber, Halsschmerzen, Menstruationsbeschwerden, Zahnschmerzen, Zahnfleischentzündungen, Hämorrhoiden, Hautentzündungen, Verbesserung der Wundheilung

Küche

Man kann die Knospen braten, erinnert im Geschmack ein wenig an Oliven.

Heißer Aufguss

1 TL Blätter mit einer Tasse heißem Wasser aufbrühen (nicht kochen), 30 Minuten ziehen lassen. Bis zu 3 Tassen vor den Mahlzeiten schluckweise trinken.

Nelkenwurzwein

250 g zerkleinerte Wurzeln mit 1 l Weißwein ansetzen, 10 Tage bei Zimmertemperatur stehen lassen. Abseihen und bei Bedarf 2 EL einnehmen.

Kräuterschatz

Die Heilkraft der Wurzel kann bei Alterszucker eingesetzt werden und bessert die Werte.

Die äußerliche Anwendung erfolgt in Form von Umschlägen oder Teilbädern mit starker Abkochung aus dem Kraut. Hämorrhoiden behandelt man mit Sitzbädern, bei Schleimhaut- oder Zahnfleischentzündungen gurgelt man einige Minuten lang mit dem Tee.

Brennnessel

Urtica dioica | Volksname: Hanfnessel

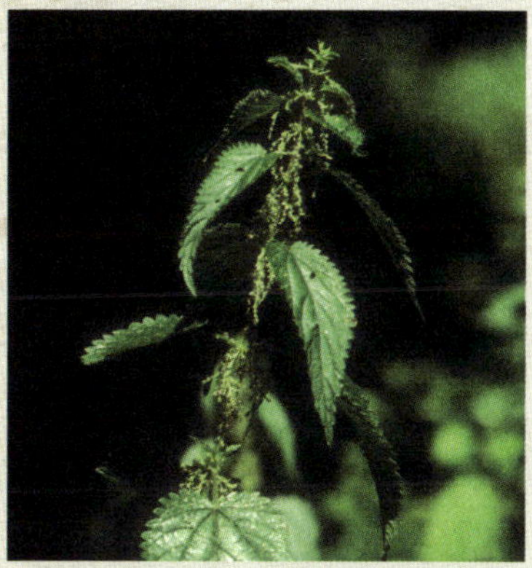

Die Brennnessel ist sehr ausdauernd und anspruchslos, wächst fast überall, wo man sie wachsen lässt. Sie ist eine wichtige und vielfältige Heilpflanze, die einen Ehrenplatz in jedem Garten haben sollte.

Inhaltsstoffe

Gerbstoffe, Histamin, Ameisensäure, Essigsäure, Eisen, Mineralsalze wie Kalium und Kalzium, Kieselerde, Flavonoide, Chlorophylle

Erntezeit

- Blüten, Blätter, Wurzel, Samen ganzjährig

Wirkung

Blutreinigend, eisenbildend, blutverbessernd, blutstillend, stoffwechselfördernd, haarwuchsfördernd

Anwendung

Anämie, Appetitlosigkeit, Bettnässen, Blutung, Bluthochdruck, Diabetes, Durchfall, Nasenbluten, Gicht, Haut, Ischias, Magenschwäche, Nierenschwäche, Ödem, Rheuma, Schuppenflechte, Verstopfung, Wechsel, Weißfluss

Küche

Auch in der Küche gilt die Brennnessel als äußerst vielseitig. Sie zeichnet sich durch ein feines, nussiges Aroma aus und enthält dieselben wertvollen Inhaltsstoffe wie Spinat, das allerdings in zehnfacher Menge. Die einfachste Form der Brennnessel-Zubereitung entspricht der von Spinat. Dabei werden die Blätter kurz mit einer Schalotte in reichlich Butter gedünstet und mit Obers verfeinert.

Brennnesseltee

2 TL geschnittene Brennnesselblätter mit 1 Tasse kochendem Wasser übergießen, 10 Minuten ziehen lassen, dann abseihen. Mehrmals täglich 1 Tasse trinken. Es sollte auf eine ausreichende Flüssigkeitszufuhr geachtet werden.

Dieser Tee eignet sich sehr gut für eine Entschlackungskur im Frühjahr, beispielsweise bei Arthritis und Gicht.

Presssaft

Brennnesseln auspressen, 3-mal täglich 1 EL einnehmen.

Brennnesselsuppe

Brennnesselspitzen, Bärlauch-, Löwenzahn- und Sauerampferblätter klein schneiden, 1 gehackte Zwiebel in etwas Butter anschwitzen. Kräuter und Lauch dazugeben, andünsten, mit Salz, Pfeffer und Muskatnuss würzen und mit 750 ml klare Gemüsesuppe und 250 ml Milch aufgießen. Leicht köcheln lassen, Suppe mit Crème fraîche verfeinern, pürieren und nochmals pikant abschmecken.

Gesichtswasser zur Hautreinigung

2 EL getrocknete Brennnesselblätter und 1 EL getrockneten Salbei in 50 ml Alkohol (70 %) und 250 ml destilliertes Wasser geben, 2 Wochen stehen lassen, dann abseihen und anwenden.

Dieses Gesichtswasser reinigt fettige Haut porentief und wirkt adstringierend.

Brennnessel-Haarspülung

Haare nach dem Waschen mit 500 ml Brennnesselabsud spülen, dadurch werden die Haare fester und dichter.

Hildes Kräuterschatz

Die in den Brennnesseln enthaltenen Gerbstoffe und die Kieselsäure festigen das Pflanzengewebe und erhöhen die Widerstandskräfte gegen die schwarze Bohnenlaus sowie gegen Spinnmilben und Blattläuse.

DOST/OREGANO

ORIGANUM VULGARE | VOLKSNAME: WILDER MAJORAN

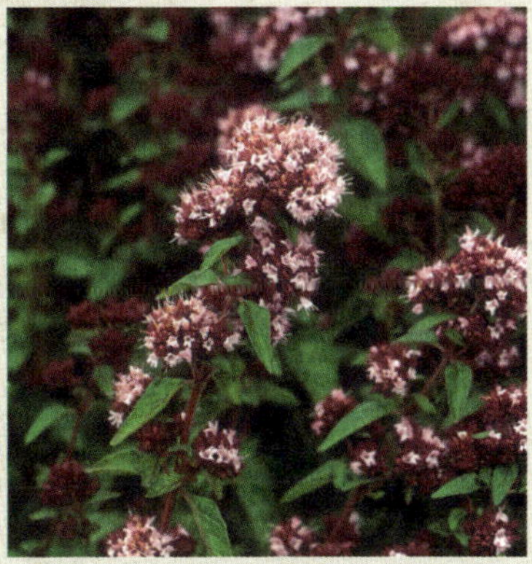

Dost wächst auch in unseren Breiten wild und ist nicht nur ein begehrtes Gewürz, sondern auch eine Heilpflanze. Er eignet sich für alle Erkältungstees und zum Inhalieren.

Inhaltsstoffe

Gerbstoffe, Bitterstoffe, ätherisches Öl, Thymol, Carvacrol

Erntezeit

- Zur Blütezeit, das ganze Kraut

Wirkung

Antibakteriell, desinfizierend, krampflösend, galletreibend

Anwendung

Appetitlosigkeit, Husten, Krampfhusten, Keuchhusten, Cellulitis, Ekzeme, Mund- und Rachenentzündung, Psoriasis, Verdauungsstörungen

Küche

Hier findet er zum Würzen viel Verwendung.

Badezusatz

100 g zerkleinertes frisches oder getrocknetes Kraut mit 3 l Wasser überbrühen, 15 Minuten zugedeckt ziehen lassen, abseihen und ins Badewasser gießen. Ein solches Bad wirkt erfrischend und stärkend nach Strapazen und bei Ermüdungserscheinungen, es lindert auch Rheumaschmerzen. Dampfsitzbäder mit Beigabe von Dost entfalten ihre hilfreiche Wirkung bei Frauenbeschwerden. Waschungen lindern den Juckreiz bei unangenehmen Hautausschlägen.

Kräuterkissen

Die ätherischen Öle des Dosts wirken sich positiv auf unseren Gesamtorganismus aus. 5 Teile Oregano, 4 Teile Kamille, 3 Teile Melisse, 2 Teile Lavendel und 1 Teil Ringelblumenblüten, diese Kräuterkissen-Mischung dient der Nervenstärkung, sie fördert das Wohlbefinden und hilft bei Einschlafstörungen.

Hildes Kräuterschatz

Auch Haustieren kann Dost helfen. Man mischt das getrocknete Kraut unter das Futter, um Durchfall zu bekämpfen. Kühen kann man einen Teeabsud verabreichen, das steigert die Milchproduktion. Außerdem wirkt Dost desinfizierend bei Entzündungen des Rachenraumes.

Ehrenpreis

Veronica officinalis | Volksname: Allerweltsheil

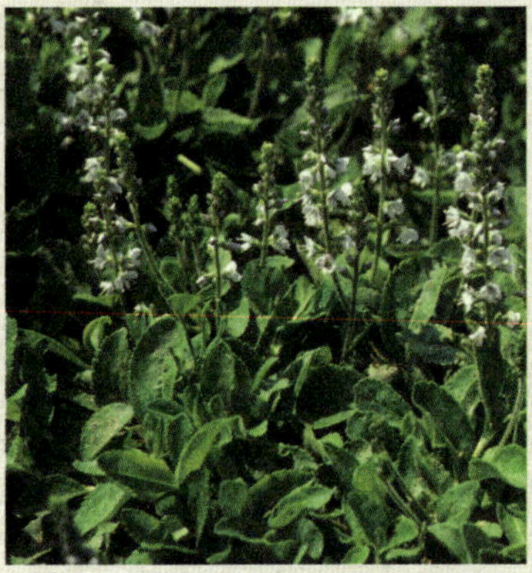

Schon im Mittelalter stand der Ehrenpreis in hohem Ansehen, was man auch an Namen wie „Allerweltsheil" erkennen kann. Sogar eine Heilwirkung gegen Pest und Aussatz wurde ihm nachgesagt.

Inhaltsstoffe

Bitterstoff, Gerbsäure, Gerbstoff, Harz, Milchsäure, Saponine, ätherische Öle, Iridoide

Erntezeit

- Die ganze Pflanze im Frühjahr

Wirkung

Beruhigend, blutreinigend, cholesterinsenkend, harntreibend, hautreinigend, schleimlösend,, schweißtreibend, tonisierend, stoffwechselanregend

Anwendung

Erkältung, Husten, Bronchitis, Asthma, Schnupfen, Halsentzündung, Appetitlosigkeit, Durchfall, Magenschwäche, Verdauungsschwäche, Leberschwäche, Übergewicht, Müdigkeit, Kopfschmerzen, Nierenprobleme, Blasenentzündung, Rheuma, Gicht, Menstruationsstörungen, Abszesse, Altersjucken, Ekzeme, Juckreiz, Neurodermitis, Akne, Verbrennung, Wunden, Augenentzündung, Afterjucken

Heißer Aufguss

2 TL Blätter und Blüten mit einer Tasse Wasser überbrühen, 10 Minuten ziehen lassen; tagsüber schluckweise trinken bei Beschwerden im Klimakterium.

Gesichtswasser

Je 1 Handvoll Ehrenpreis, Eibisch, Rosmarin mit 100 ml Alkohol übergießen. So viel Wasser dazugeben, bis die Kräuter bedeckt sind. Das Gefäß mit einem Tuch bedecken und zubinden, jeden Tag kontrollieren, ob die Kräuter noch bedeckt sind, sonst Wasser nachfüllen. Nach 8 Tagen durch einen Kaffeefilter abseihen, in Flaschen füllen und kühl lagern. Wirkt reinigend bei Pickeln, Akne und Mitessern und erfrischt bei Altersjucken.

Tinktur

Frische Ehrenpreisstängel in ein Schraubglas geben, mit Korn (70 %) aufgießen, sodass alles bedeckt ist, 10 Tage stehen lassen, abseihen, abfüllen und dunkel lagern. Tropfenweise auf Brot einnehmen.

Hildes Kräuterschatz

Ehrenpreis steigert die Konzentrationsfähigkeit, z. B. bei Schülern.

ESTRAGON

ARTEMISIA DRACUNCULUS | VOLKSNAME: SENFKRAUT

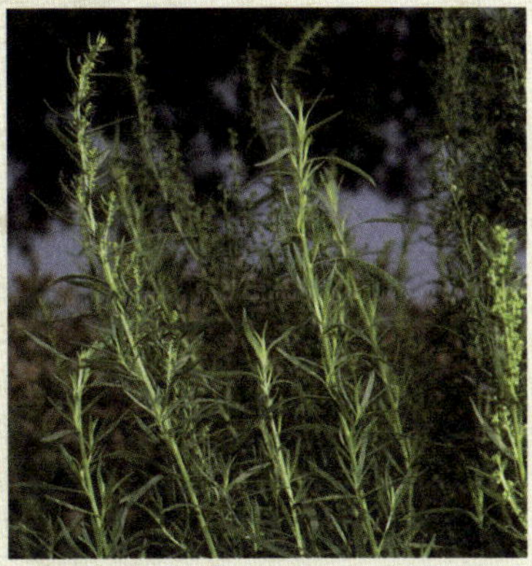

Estragon ist als Küchengewürz weit verbreitet. Sein Einsatz in der Küche ist aber nicht nur wegen seines Geschmacks sinnvoll, sondern auch, weil er die Verdauung anregt und fördert.

Inhaltsstoffe

Ätherisches Öl, Estragol, Phellandren, Ocimen, Gerbstoffe, Bitterstoffe, viel Kalium

Erntezeit

- Frische, junge Triebe im Frühjahr
- Zum Trocknen erblühendes Kraut verwenden

Wirkung

Appetitanregend, verdauungs- und gallenflussfördernd, harntreibend

Anwendung

Wassersucht, Nierenschwäche, Appetitlosigkeit, Magenschwäche, Blähung, Rheumabeschwerden, Muskelkrämpfe

Küche

Estragon wird in der Küche als Würzkraut gerne verwendet, etwa für Senf, Kräutertopfen, als Fleischgewürz, zur Herstellung von Estragonessig, für Suppen, Salate.

Estragonessig

2 Handvoll Estragonblätter in ein weithalsiges Glas geben und mit 3 Tassen Weinessig auffüllen, verschließen und 4–6 Wochen ziehen lassen. Durch einen Kaffeefilter abseihen, erhitzen und in saubere Flaschen füllen.

Hildes Kräuterschatz

Das Kauen einer Estragonwurzel hilft bei Zahnschmerzen. Es erfrischt den Atem, und schwächt den Geschmack von Arzneien.

GEISSRAUTE

GALEGA OFFICINALIS | VOLKSNAME: MILCHKRAUT

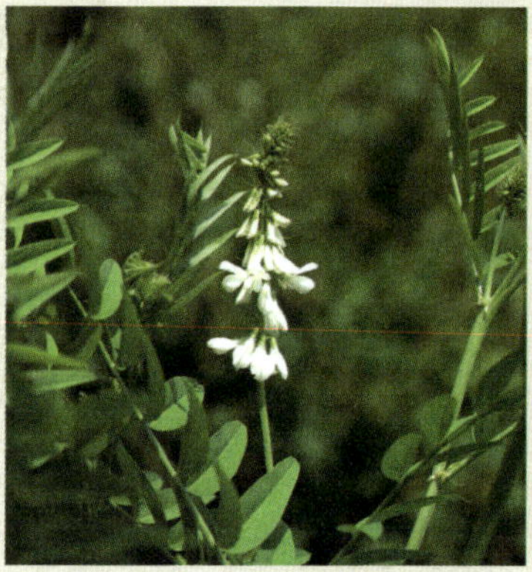

Die Geißraute ist eine alte Heil- und Futterpflanze.

Man findet die Geißraute vorwiegend in Auwäldern und an Flussufern, sie wird besonders wegen ihrer blutzuckersenkenden Wirkung geschätzt.

Inhaltsstoffe

Galegin, Galuteolin, Bitterstoffe, Phytosterol, Flavonoide, Gerbstoffe, Saponine, Allantoin, Kaempferol

Erntezeit

Während der Blütezeit, Kraut, Blüten und Samen

Wirkung

Antibiotisch, milchbildend, harntreibend, schweißtreibend, blutzuckersenkend, leberstärkend

Anwendung

Diabetes, Blasenentzündung, Stoffwechselstörung, Hautkrankheiten, Fieber

Tinktur

20 g Kraut mit 100 ml Korn (70 %) ansetzen, 2 Wochen dunkel und kühl stehen lassen, abseihen und in Flaschen füllen. 2–3 TL täglich einnehmen, das senkt den Blutzucker.

Hildes Kräuterschatz

Tee mit Geißrauteblättern wurde häufig zur Steigerung der Milchproduktion eingesetzt.

Ein warmes Fußbad mit 2 Handvoll Kraut erfrischt müde Beine.

Goldrute

Solidargo virgaurea | Volksname: Wundkraut, Bienenweide

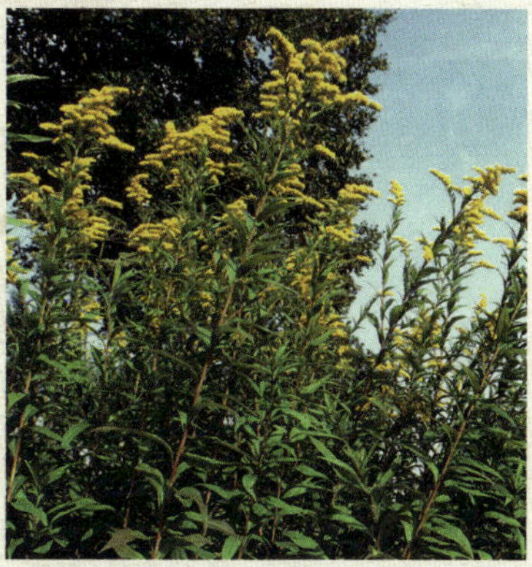

Die Goldrute wächst auf sonnigen Hängen, auf Feldern, Wiesen und in lichten Wäldern.

Inhaltsstoffe

Saponide, Gerbstoffe, ätherisches Öl, Bitterstoff, Inulin, Diterpene, Phenolglykosid, Leiocarposid und Flavonoide

Erntezeit

- Blüten, Blätter im Juni und Juli

Wirkung

Adstringierend, harntreibend, blutreinigend, entzündungshemmend

Anwendung

Blasenentzündungen, Durchfall, Blähungen, Darmentzündung, Insektenstiche, Diabetes, Ödeme, Wassersucht, Nierenleiden, entzündliche Hauterkrankungen, Entzündungen der Harnwege, chronische Reizblase, Wundheilung, Rheuma und Gicht

Essenz

2 Handvoll zerkleinerte Goldruten in ein weithalsiges Glas geben und mit 700 ml Weißwein übergießen, 2 Wochen stehen lassen. 1 kleines Glas bei jeder Mahlzeit unterstützt die Nierenfunktion.

Tinktur

2 Handvoll trockene Blüten mit Korn (70 %) übergießen, 2 Wochen stehen lassen, abseihen und tropfenweise auf Brot einnehmen. Hilft bei Blasen- und Nierenleiden.

Rheumatee

Goldrute, Birkenblätter, Brennnesselwurzel, Weidenrinde zu gleichen Teilen mit kochendem Wasser übergießen, 5 Minuten ziehen lassen. 2–3 Tassen pro Tag trinken.

Blasentee bei Entzündung

Goldrute, Rosmarin, Berberitzenrinde, Kapuzinerkresse, Bruchkraut mit kochendem Wasser übergießen, 5 Minuten ziehen lassen, 2–3 Tassen pro Tag trinken.

Haarspülung für blondes Haar

1 Handvoll Blüten mit 500 ml kochendem Wasser überbrühen, 20 Minuten ziehen lassen, abseihen und nach dem Ausspülen des Shampoos die Haare darin tränken, nicht mehr ausspülen.

Hildes Kräuterschatz

Bei eitrigen Zähnen und Zahnfleisch den warmen Tee etwa 5 Minuten im Mund behalten.

Gundermann

Glechoma hederacea | Volksname: Gundelrebe

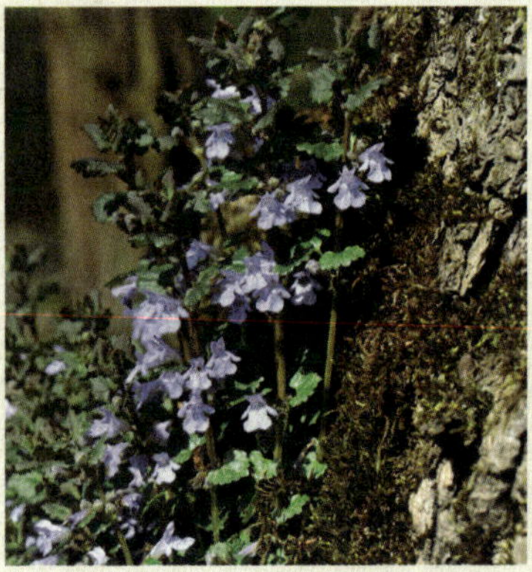

Der Gundermann wächst klein und unauffällig in allen naturbelassenen Gärten und in der freien Natur. Im Garten macht er sich auch sehr gut als Bodendecker.

Inhaltsstoffe

Ätherisches Öl, Bitterstoffe, Gerbstoffe, Vitamin C, Mineralstoffe, Saponine

Erntezeit

- Blätter, Triebspitzen und Blüten im Frühjahr und Sommer

Wirkung

Entzündungshemmend, stoffwechselfördernd, schleimlösend, Blase und Niere anregend, verdauungsfördernd

Anwendung

Wundheilung, chronischer Husten und Schnupfen, Magenverstimmung, Durchfall

Küche

Gundermann ist eine wahre Bereicherung für die Küche, die essbaren Blüten verfeinern Salate und Aufstriche. Sein Geschmack ist aromatisch, die Blüten schmecken zart süßlich.

Gundermannsalat

Gundermann, Schafgarbenblätter, Kerbelblätter, Brennnesselblätter, Brunnenkresse, Birkenblätter und Löwenzahnblätter waschen, mischen und mit einer Salatmarinade anrichten.

Gundermanngemüse

Blätter leicht dünsten, mit Salz und Pfeffer würzen und unter gekochte Kartoffelscheiben mischen.

Hildes Kräuterschatz

Gundermann wurde früher auch zum Bierbrauen verwendet, die Bauern verfütterten ihn den Kühen, um die Milchbildung anzuregen.

Günsel
Ajuga reptans

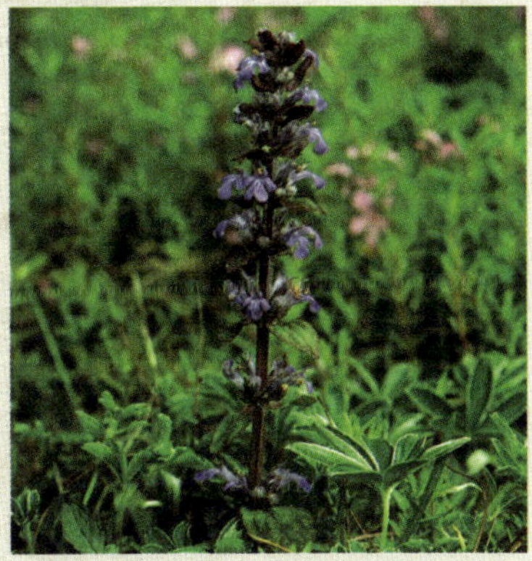

Wächst häufig auf Magerwiesen und Waldrändern auf eher feuchten Böden.

Inhaltsstoffe

Gerbstoffe, Rosmarinsäure, Ajugalactone, Saponine, Glykoside, Bitterstoffe

Erntezeit:

- Oberirdische Teile im Frühjahr und Sommer

Wirkung

Entzündungshemmend, schmerzstillend, leberstärkend

Anwendung

Leber- und Gallenbeschwerden, Gurgelmittel bei Entzündungen im Mund- und Rachenraum, Wundreinigung, Stoffwechselerkrankungen

Küche

Frische Sprosse sind eine Bereicherung für die Wildkräuterküche. Der Geschmack ist eher streng, chicorèeartig, bitter. Passend zu Salaten, in jedes Gemüse, in Spinat und geeignet als essbare Dekoration zu deftigen Speisen.

Tee

1 TL getrocknetes Kraut mit 250 ml heißem Wasser übergießen und 10 Minuten ziehen lassen, schluckweise trinken.

Dieser Tee hilft auch bei Verdauungsbeschwerden.

Äußerlich kann man den Tee in Form von Umschlägen, Bädern oder Waschungen anwenden und damit schlecht heilende Wunden, Ekzeme und Geschwüre behandeln.

Hildes Kräuterschatz

Wirkt Wunder nach einem ausgiebigen Alkoholexzess (Kater).

Hauswurz

Sempervivum tectorum | Volksname: Dachwurz

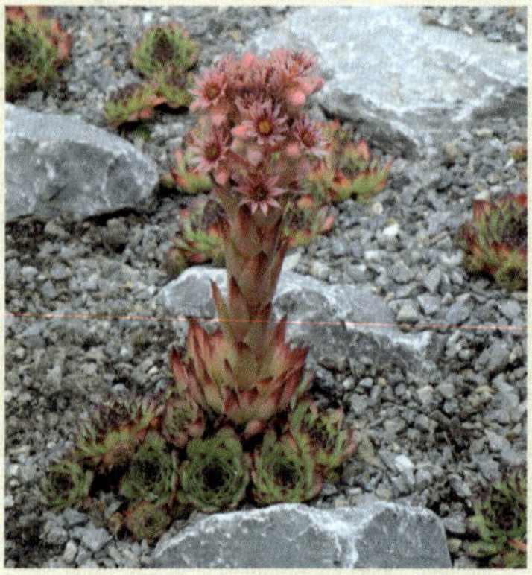

Der Hauswurz ist ein Dickblattgewächs, das häufig in Steingärten zu finden ist. Auch zur Dachbegrünung wird es gerne verwendet. Wild kommt es vor allem in Gebirgen vor, beispielsweise in den Alpen.

Hauswurz ist die bei uns heimische „Aloe Vera".

Inhaltsstoffe

Gerbstoffe, Schleimstoffe, Fruchtsäuren wie Apfelsäure, Isozitronensäure

Erntezeit

Blätter im Juli und August

Wirkung

Kühlend, adstringierend, schmerzlindernd

Anwendung

Gicht, Gebärmutterneuralgie, Geschwüre, Gürtelrose, Quetschungen, Brandwunden, Entzündungen, Hämorrhoiden, Insektenstiche, Wunden, Hautprobleme (rissige Haut)

Hauswurz Salbe

1 TL Bienenwachs in ein Glas geben, ins heiße Wasserbad stellen und unter Rühren schmelzen. 4 EL pürierte Hauswurz und 4 EL Johanniskrautöl dazugeben. Dann das Glas aus dem Wasser nehmen und öfter umrühren, bis die Masse abgekühlt ist. In Cremetiegel füllen, im Kühlschrank aufbewahren und bald verbrauchen. Hilft bei Verstauchungen, Stoß- und Schlagverletzungen.

Hauswurz Tee

4 Blätter mit 250 ml Wasser aufkochen. Gegen Brechreiz jede Stunde 1 EL einnehmen.

Hauswurz Umschlag

Hauswurzblätter zerquetschen und zu Brei rühren, auf die Haut auftragen und mit Stoff bzw. Mullbinde fixieren. Hilft bei schmerzhafter Gürtelrose, Scheidenzysten, Scheingeschwülsten am Knie (Hygromen), Beschwerden bei Zehen- oder Handgelenk, auch bei Hühneraugen.

Hildes Kräuterschatz

Bei Angina oder entzündeten Schleimhäuten sowie bei Zahnfleischentzündung frische Blätter kauen.

Mittelohreiterung: 3 Blätter entsaften und mit der gleichen Menge Olivenöl mischen. Davon 5 Tropfen in jedes Ohr geben.

Gegen Sommersprossen und andere Gesichtsflecken mehrmals täglch betroffene Stellen mit dem Saft einreiben (5 Blätter durch ein Sieb auspressen und mit 10 ml Alkohol vermischen).

HIRTENTÄSCHELKRAUT

CAPSELLA BURSA-PASTORIS | VOLKSNAME: GÄNSEKRESSE

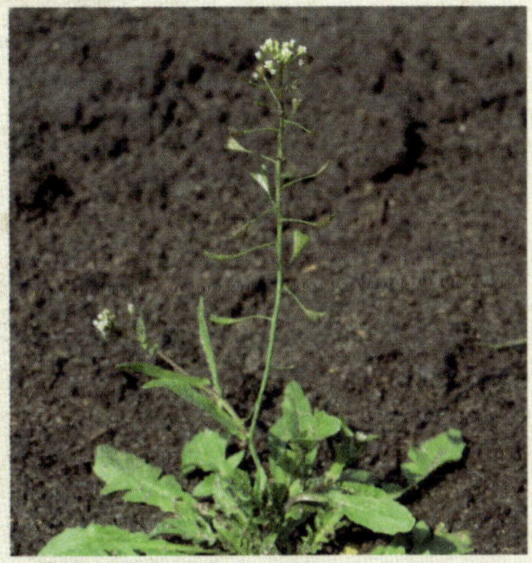

Das Hirtentäschel wächst dünn und unscheinbar an Wegrändern und wird kaum wahrgenommen, weil es so kleine Blätter hat. Wenn man es kennt, erkennt man es an seinen kleinen dreieckigen Täschchen.

Inhaltsstoffe

Ätherisches Öl, Saponin, Kalium, Gerbstoff, Flavonoide, Glucosinolate, Kalciumsalze, Amine

Erntezeit

- Oberirdische Teile der blühenden Pflanze im Frühjahr und Sommer

Wirkung

Blutstillend, harntreibend, kreislauffördernd, blutdrucksenkend, blutreinigend, stuhlfördernd, zusammenziehend

Anwendung

Gebärmutterblutungen, Menstruationsstörungen, Fieber, Lungenschwäche, leichte Magenblutungen, Kreislaufschwäche, niedriger Blutdruck, hoher Blutdruck, Arteriosklerose, Stoffwechselstörungen, Rheuma, Gicht, Krampfadern, Hämorrhoiden, Nasenbluten

Hirtentäschel Essenz

30 g Samen oder Pflanzen mit 100 ml Korn ansetzen, 10 Tage stehen lassen. Abseihen und in dunkle Fläschchen füllen. 3-mal täglich 25 Tropfen bei Menstruationsproblemen, Krämpfen oder Blutungen einnehmen.

Hirtentäschel Wein

100 g frisches Kraut in 700 ml Rotwein ansetzen und 1 Woche kühl (nicht in den Kühlschrank) stellen. Filtern und 3-mal täglich ein Likörglas trinken, wirkt harntreibend.

Hirtentäschel Salat

2 Handvoll Rosetten mit gleicher Menge Feldsalat oder Gänseblümchenrosetten mischen. 2 hart gekochte, klein geschnittene Eier untermischen. Marinade aus Essig, Öl, Salz zubereiten und mit gerösteten Sesam- Sonnenblumen- oder Kürbiskernen anrichten.

Hildes Kräuterschatz

Ein Umschlag aus zerdrückten Blättern hilft bei Nasenbluten.

Holunder

Sambucus nigra | Volksname: Holler

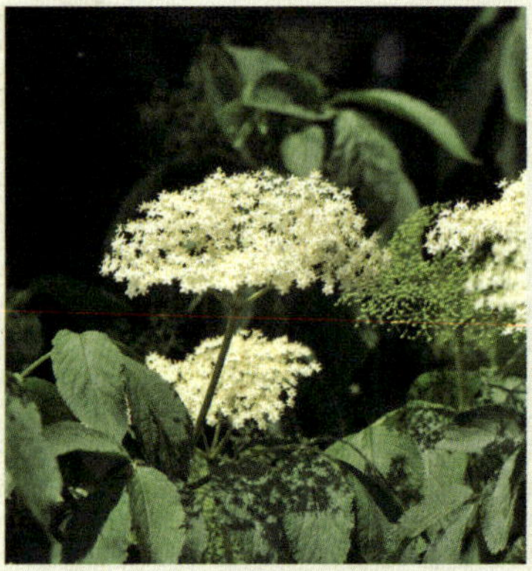

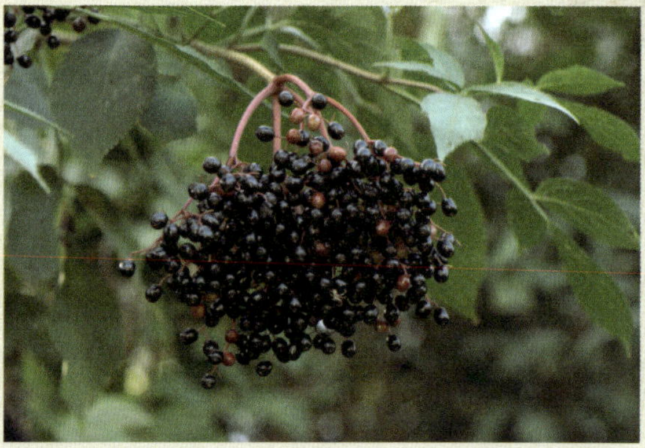

Der Holunderbusch wächst besonders gerne in der Nähe von Behausungen und ist eine Schutzpflanze, daher ist es meistens recht einfach, ihn zu finden. Von Mai bis Ende Juni entfaltet er seine weißen Blütendolden, die weithin duften.

Im Volksglauben hausen die guten Hausgeister in Holunderbäumen, daher überlegt sich der abergläubische Landbewohner ganz genau, ob er einen Holunder fällen soll oder nicht.

Inhaltsstoffe

Flavonoide, ätherisches Öl, Gerbstoffe, Schleim, Flavonoide, Anthocyane wie Sambucin, Vitamine, Fruchtsäuren

Erntezeit

Blüten im Juni und Juli, Beeren im September und Oktober

Wirkung

Schweißtreibend, harntreibend, anregend, blutreinigend, blutstillend, entzündungshemmend, pilztötend, schleimlösend, krampflösend

Anwendung

Achtung! Das Grüne der Pflanze ist giftig und nicht zum Genuss geeignet!

Abwehrschwäche, Asthma, Atemwegserkrankungen, Augenentzündungen, Blasenentzündung, Bronchitis, Erkältung, Erschöpfung, Fieber, Grippe, Halsschmerzen, Husten, Hexenschuss, Insektenstiche, Magen-Darm-Entzündung, Migräne, Leberschwäche, Müdigkeit, Nervosität, Schnupfen, Verbrennungen, Verstopfung

Küche

In der Küche werden sowohl die Blüten als auch die Beeren verwendet. Blüten werden in Tropfteig herausgebacken, die Beeren können zu Mus oder Marmelade verarbeitet werden.

Holunderblättercreme

1 Handvoll Blätter in 200 ml Olivenöl und 50 g Bienenwachs im Wasserbad auf kleiner Flamme ziehen lassen, bis sie die Farbe verlieren und das Wachs sich aufgelöst hat.

Die Holunderblättercreme eignet sich bei Hämorrhoiden, Frostbeulen, Wunden und Prellungen.

Rindentee

1/2 TL getrocknete Rinde mit kaltem Wasser zustellen, 5 Minuten ziehen lassen, abseihen und über den Tag verteilt 1 l trinken.

Die Rinde, von unten nach oben geschält, ist ein Brechmittel, von oben nach unten ein Abführmittel.

Tees aus Blättern und Rinde sind wassertreibend und blutreinigend.

Hildes Kräuterschatz

Holunderblüten soll man unbedingt trocknen für den Wintervorrat, um bei grippalen Infekten darauf zurückgreifen zu können.

Holunderblütentee vermischt mit Lindenblüten ist schweißtreibend.

3 Holunderblütendolden, in 250 ml Weißwein gekocht, helfen bei trockenem Husten, Heiserkeit und Rachenproblemen.

Ein Mus aus Holunderbeeren wirkt stuhlanregend.

HOPFEN

HUMULUS LUPULUS | VOLKSNAME: ZAUNHOPFEN

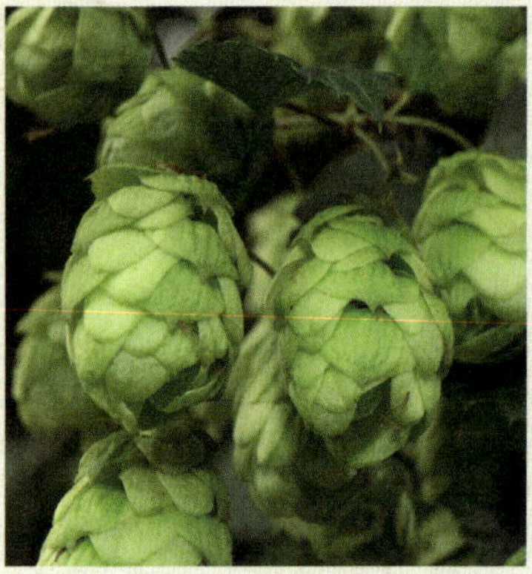

Hopfen ist eine Kletterpflanze mit zackigen Blättern und hübschen, grüngelben Zapfen, die auch in der Heilkunde verwendet werden.

Wo der Hopfen angebaut wird, rankt er sich an bis zu sieben Meter hohen Rankgestellen hoch, die der Landschaft ein typisches Aussehen verleihen.

Inhaltsstoffe

Humulon, Humulen, Lupulon, Lupulin, ätherisches Öl, Gerbsäure, Harze, Campesterol, Isovalerinsäure

Erntezeit

- Die noch nicht ganz ausgereiften Blütenstände im Spätsommer

Wirkung

Blutreinigend, harntreibend, verdauungsfördernd

Anwendung

Schlaflosigkeit, nervöse Magen- und Darmbeschwerden, nervöse Herzbeschwerden, depressive Verstimmungen, Schlafstörungen, Wechselbeschwerden, Wunden

Küche

Junge Hopfensprossen sind ein wohlschmeckendes, spargelähnliches Wildgemüse und können ebenso wie Spargel verarbeitet und gegessen werden (wurde früher auch Spargel der Armen genannt).

Hopfentee

Getrocknete Hopfenzapfen, Thymiankraut, Kamille, Pfefferminze, Kümmel mit heißem Wasser aufgießen, 5 Minuten ziehen lassen, schluckweise trinken.

Dieser Tee hilft gegen nervöse Magenbeschwerden, Durchfall, Blähungen und wirkt schlaffördernd.

Hopfensalbe

2 Handvoll Hopfenblüten mit 100 ml Olivenöl und 30 g Bienenwachs auf kleiner Flamme erhitzen, anschließend 1 Stunde ziehen lassen. Die Blüten entfernen und durch neue ersetzen, wieder erhitzen, dann abkühlen lassen. Über Nacht stehen lassen, abfiltern und in Cremetiegel füllen. Diese Creme verleiht den Gesichtskonturen Festigkeit, ist ein Mittel gegen Falten und wirkt beruhigend auf die Haut.

Hildes Kräuterschatz

Die jungen Hopfensprossen im Frühling kurz in Olivenöl anbraten, passt als Beilage zu Fleisch und Fisch.

Ingwer

Zingiber officinale

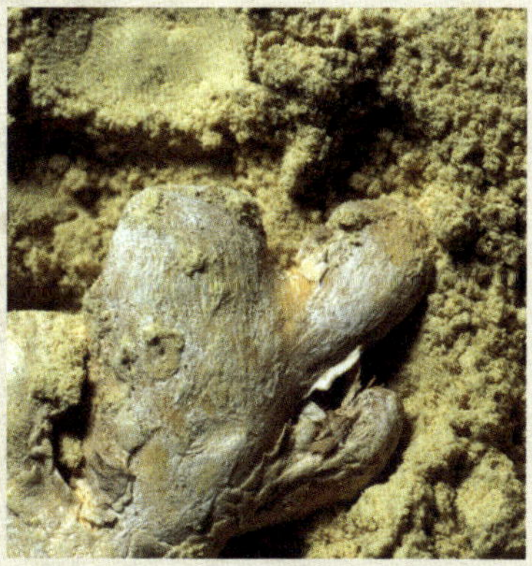

Ingwer wird als Gewürz immer beliebter. In vielen Lebensmittelläden erhält man inzwischen schon frische Ingwerwurzeln. Aber nicht nur als exotisches Gewürz ist Ingwer geeignet, sondern auch als wertvolles Heilmittel. Seine besondere Fähigkeit ist die Beseitigung von Übelkeit.

Inhaltsstoffe

Ätherische Öle, Zingiberen, Zingiberol, Gingerol, Shogaol

Erntezeit

Wurzel im Spätherbst

Wirkung

Stärkend, schleimlösend, verdauungsfördernd, schmerzstillend

Anwendung

Appetitlosigkeit, Magenschwäche, Magengeschwür, Übelkeit, Reisekrankheit, Seekrankheit, Reizmagen, Blähungen, Husten, Kopfschmerzen, Periodenkrämpfe, chronische Bronchitis, Halsschmerzen

Küche

Ingwer findet besonders in der asiatischen Küche Verwendung.

Ingwertee:

1 TL geschälte und klein gehackte frische Ingwerwurzel mit kochendem Wasser übergießen, 5 Minuten ziehen lassen. Bei Magen- und Darmbeschwerden nach Bedarf trinken.

Ingwermilch

1 TL geriebenen oder getrockneten Ingwer mit 1 Tasse Milch aufkochen, kurz ziehen lassen, abseihen und mit etwas Honig süßen. Diese Milch mehrmals täglich trinken, so wendet sie so manche drohende Erkältung ab.

Ingwerlikör

1 Ingwerknolle raspeln, in ein Glas mit 1 kg Zucker geben, mit 1 l Korn (38 %)), 500 ml Wasser und 3–4 Zitronen (unbehandelte Schale dazugeben) in ein Glas geben, zugedeckt stehen lassen.

Sobald sich der Zucker aufgelöst hat (öfter das Glas schütteln), abseihen und in Flaschen füllen.

Ingwerlikör eignet sich sehr gut zur Stärkung der Stimme und steigert die Abwehrkräfte bei einem Infekt, bei Unwohlsein im Magen und hilft und gegen Reisekrankheit.

Außerdem ist er sehr bekömmlich als Aperitif oder Digestiv.

Ingwerpulver

Ingwerwurzel schälen und raspeln, auf ein mit Backpapier belegtes Backblech geben und bei 50 °C langsam im Backrohr trocknen (Backrohrtür dabei ein wenig offen lassen, damit die Feuchtigkeit leichter entweichen kann). Getrockneten Ingwer dann zu Pulver vermahlen.

Ingwerzuckerl

1 Ingwerknolle zerreiben und 1 kg Äpfel raspeln, in einem Topf vermischen, aufkochen und anschließend auf ein mit Backpapier belegtes Blech geben, bei 60 °C im Rohr trocknen lassen, bis die Masse trocken ist.

Danach in Vierecke schneiden und in gemahlenem Rohzucker wälzen.

Schmeckt gut und hat auch sehr gute Wirkungen bei Infekten, Magenunstimmigkeiten, Stimmverlust durch Verkühlung u. v. m.

Ingwersirup

1 Ingwerknolle raspeln, in einen Kochtopf geben, den Saft von 3 Zitronen oder 1 EL Zitronensäure dazugeben und mit 1 l Wasser übergießen.

Nächsten Tag abseihen, mit 1 kg Zucker aufkochen, in saubere Flaschen abfüllen.

Hildes Kräuterschatz

Täglich getrocknetes Ingwerpulver in Kaffee oder Tee geben, das stärkt das Immunsystem, regt den Stoffwechsel an und wirkt auch vorbeugend.

Ingwer auch regelmäßig in der Küche verwenden, ob als Pulver oder frisch.

JOHANNISKRAUT

HYPERICUM PERFORATUM | VOLKSNAME: BLUTKRAUT

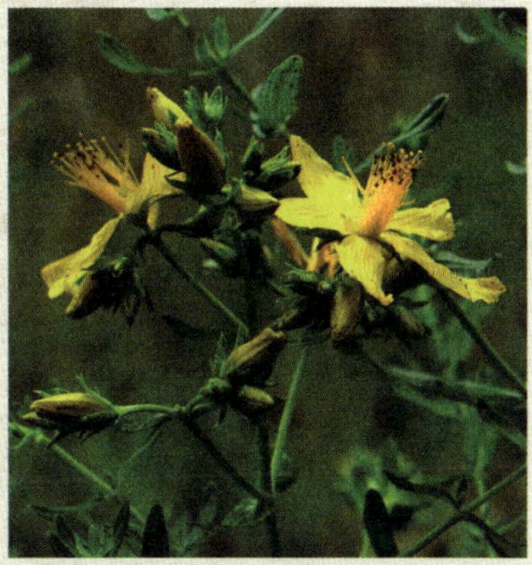

Johanniskraut ist die bekannteste typische Mittsommerpflanze, ihr Name kommt vom Johannistag am 24. Juni.

In den Tagen um die Sommersonnenwende öffnet das Johanniskraut seine leuchtend gelben Blüten an Wegrändern, lichten Gebüschen, Böschungen und sogar auf Schuttplätzen.

Das Johanniskraut bringt wärmende Sonnenstrahlen in depressive Gemüter. Das wusste schon Paracelsus im Mittelalter und heutzutage wird dieses Wissen sogar von der Schulmedizin bestätigt.

Inhaltsstoffe

Hypericin, Hyperforin, Flavonoide, Bitterstoffe, Gerbstoffe, ätherisches Öl, Harz, Myristinsäure, Hyperinrot, Phytosterin, Stearin, Taraxasterol, Violaxanthin, Beta-Sitosterol, Phytosterole

Erntezeit

- Kraut und Blüten den Sommer über

Wirkung

Entzündungshemmend, nervenstärkend, blutverbessernd, schmerzlindernd, stimmungsaufhellend, beruhigend

Anwendung

Atemwege, Bronchitis, Halsentzündung, Fieber, Verdauungssystem, Appetitlosigkeit, Verdauungsschwäche, Magenbeschwerden, Darmentzündung, Durchfall, Hämorrhoiden, Stoffwechsel, Rheumatismus, Gicht, Harnorgane, Blasenentzündung, Bettnässen, Frauenheilkunde, Gebärmutterkrämpfe, Menstruationsbeschwerden, Wechseljahrsbeschwerden, Zyklusunregelmäßigkeiten, Nervensystem, Depressionen, Nervosität, Schlafstörungen, Epilepsie, Kopfschmerzen, Migräne, Hypochondrie, Angstzustände, Neuralgien, Trigeminusneuralgie, Ischias, Hexenschuss, Bewegungsapparat, Rückenschmerzen, Muskelzerrungen, Blutergüsse, Quetschungen, Verrenkungen, Verstauchung, Krampfadern, Haut, Wunden, Verbrennungen, Beulen, Geschwüre, Ekzem, Schrunden, Stichwunden, Narbenschmerzen

Johanniskrautlikör

30 g Blüten mit 500 ml Korn, 250 ml abgekochtem Wasser, 60 g Zucker, Nelken und Zimt ansetzen. 3 Wochen in der Sonne stehen lassen. Abseihen und in Flaschen füllen. Bei innerer Unruhe ein kleines Likörglas einnehmen.

Johanniskrautöl

Wundheilmittel bei Verbrennungen, rheumatischen Beschwerden und Hauterkrankungen, Nervenschmerzen nach Verletzungen, Sonnenbrand, Massageöl

2 TL Öl auf einem Brot einnehmen, hilft gegen Gastritis, zur Stärkung der Nerven, bei Störungen im Klimakterium.

Johanniskrauttee

Blüten und Blätter mit heißem Wasser übergießen, 3–5 Minuten ziehen lassen, schluckweise trinken.

Dieser Tee beruhigt und fördert den Schlaf, beruhigt die Atemwege und lindert den Hustenreiz.

Hildes Kräuterschatz

Verwendung in der Tiermedizin

Johanniskrautöl kann bei Wunden, Schrammen, Kratzern, gezerrten Muskeln und Verbrennungen bei Katzen, Hunden, Hühnern, Schweinen, Rindern und Pferden angewendet werden. Um Magenkrämpfe, Durchfall und nervöse Darmbeschwerden zu lindern, wird es auf ein Stück Brot an das betroffene Tier verfüttert. Albino Tiere oder solche mit extrem heller Haut können eine Überempfindlichkeit gegen Sonnenlicht entwickeln, wenn sie über einen längeren Zeitraum größere Mengen Johanniskraut eingenommen haben, und es können Sonnenbrand und Brandbläschen entstehen.

KALMUS

ACORUS CALAMUS | VOLKSNAME: BEI UNS HEIMISCHER INGWER

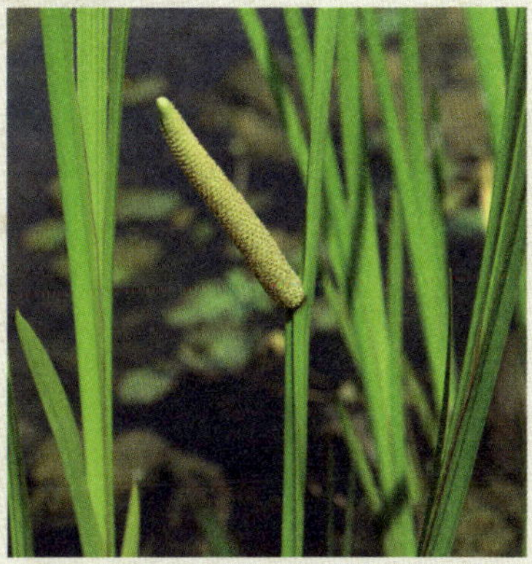

Kalmus ist eine Wasserpflanze und in Sumpfgebieten, Bächen und Seen anzutreffen.

Inhaltsstoffe

Ätherisches Öl, Bitterstoffe, Akoretin, Vitamin C, Mineralien, Schleimstoffe

Erntezeit

- Wurzel von Frühjahr bis Herbst

Wirkung

Magenstärkend, harntreibend, krampflösend, stoffwechselanregend, zusammenziehend, blutbildend, hautreinigend, gedächtnisstärkend

Anwendung

Appetitlosigkeit, Erschöpfung und Schwäche, Gallenbeschwerden, Magenbeschwerden, Verdauungsstörungen, Blähungen und Krämpfe, Blutbildung, Stoffwechselanregung, Gedächtnisstärkung

Tee

1 gestrichener TL Kalmuswurzel in 250 ml kaltem Wasser abends ansetzen, morgens abseihen, leicht anwärmen und schluckweise trinken.

Von dem Tee nimmt man vor und nach jeder Mahlzeit einen Schluck. Das sind täglich 6 Schluck. Mehr darf davon nicht genommen werden.

Badezusatz

200 g Kalmuswurzel in 5 l Wasser auskochen.

Diese Bäder sollen bei Frostbeulen und Erfrierungen helfen.

Kalmustinktur

200 g gereinigte Wurzel, in Scheiben geschnitten, in 200 ml Korn (70 %) ansetzen, 10 Tage in die Wärme stellen und täglich schütteln. 3-mal täglich 15 Tropfen mit Wasser oder auf Brot einnehmen.

Kalmusschnaps

200 g gereinigte Wurzel, in Scheiben geschnitten, mit 200 ml Schnaps ansetzen und 6 Wochen stehen lassen, anschließend abfiltern. Dieser Schnaps kann sehr gut zum Einreiben bei bettlägerigen Personen verwendet werden, damit sie nicht wundliegen.

Hildes Kräuterschatz

„Willst du das Rauchen ganz vergessen, dann musst du Kalmuswurzel essen!“

KLATSCHMOHN

PAPAVER RHOEAS | VOLKSNAME: FELDMOHN

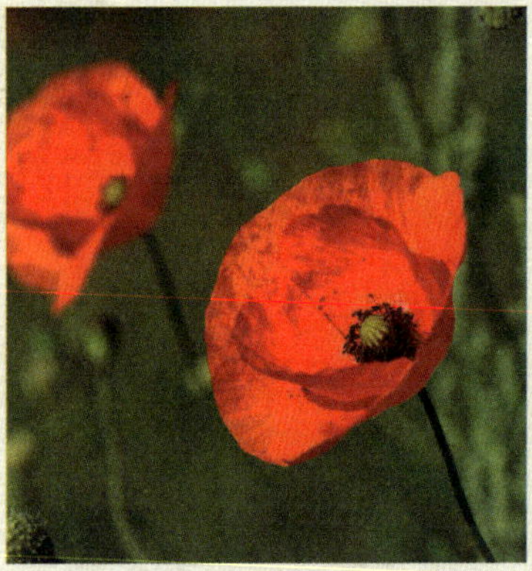

In der Volksheilkunde gilt der Klatschmohn als kleiner Bruder des echten Mohns, aber die beruhigende Wirkung der roten Blütenblätter ist sehr mild und wird von der Schulmedizin nicht anerkannt.

Inhaltsstoffe

Alkaloid, Bitterstoffe, Saponine, Schleimstoffe, Linolsäure, Öl

Erntezeit

- Blätter im Mai bis Juni
- Blüten im Mai bis August
- Samen im August

Wirkung

Beruhigend, erweichend, schleimlösend, schmerzlindernd, tonisierend

Anwendung

Husten, Nervosität, Schlaflosigkeit, Hautprobleme

Sirup

1 Handvoll Blütenblätter vor Mittag sammeln, in einem Topf mit 20 ml kochendem Wasser übergießen. Eine Stunde ziehen lassen, mit 20 g Zucker aufkochen und abfüllen.

Mohn-Käse-Suppe

150 g Weißbrot in kleine Würfel schneiden und in 2 EL Butter anrösten. Mit 500 ml Suppe und 3 EL Weißwein aufgießen, mit dem Schneebesen gut durchrühren und etwa 10 Minuten auf kleiner Flamme köcheln. 300 ml Milch aufkochen und 50 g Butterkäse oder 25 g Blauschimmelkäse darin schmelzen und zur Suppe geben. Mit 1 kleinen Knoblauchzehe, 20 g frisch gemahlenem Mohn, 1 Prise Muskatnuss, Salz und Pfeffer würzen. 1 Handvoll Petersilie klein hacken, in Butter anrösten und über die Suppe streuen, sofort servieren.

Hildes Kräuterschatz

Man kann den Sirup in Hustentee für Kinder einrühren, dieser färbt sich rosa und schmeckt viel besser.

Knoblauchrauke

Alliaria petiolata | Volksname: Lauchkraut

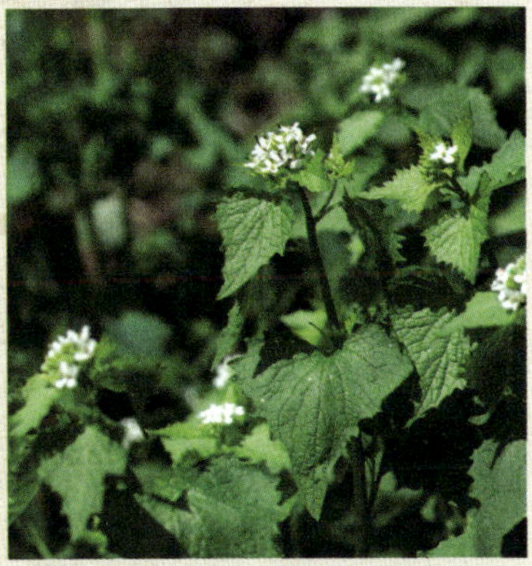

Die weißen, mit Nektar gefüllten, Blüten schmücken im Frühjahr vor allem Hecken- und Wegränder. Wenn man die Blätter zwischen den Fingern zerreibt, strömen sie einen starken Knoblauchgeruch aus.

Inhaltsstoffe

Glucosinolate, herzwirksame Glykoside, reichlich Provitamin A und Vitamin C

Erntezeit

- Frisches Kraut im Sommer

Wirkung

Verdauungsfördernd, schwach antibiotisch, blutreinigend, entzündungshemmend,

Anwendung

Atemwegserkrankungen, Insektenstiche, Schnittverletzungen, Zahnfleischentzündung

Küche

Geschmacklich ersetzt die Knoblauchrauke 1/2 Knoblauchzehe und gehört zu jeder Frühjahrskur zur Stärkung der Abwehrkräfte. Man würzt mit den rohen Blättern Suppen, Salate, Fleisch- und Gemüsespeisen, eignet sich auch sehr gut für Aufstriche und Pesto.

Knoblauchrauken-Essig

In eine Flasche Blätter, Stängel und Blüten füllen und mit einem guten Apfel- oder Weinessig aufgießen, kurze Zeit stehen lassen, um das Aroma zu intensivieren. Gleich verwenden und genießen.

In verdünnter Form dient dieser Essig als Hautpflegemittel (Tonikum).

Knoblauchrauken-Sorbet

200 g Zucker mit 100 ml Wasser zu einem Sirup einkochen. Etwas Zitronenzeste, Zitronensaft, 1 Handvoll Knoblauchraukenblätter in einem Mixer pürieren. Die 4 Eiklar mit einer Prise Salz steif schlagen. Den Sirup unter den Schnee unterheben. Im Tiefkühlfach unter gelegentlichem Rühren oder in einer Eismaschine frieren. 1 Kugel in eine Sektflöte, mit Sekt aufgießen und mit Wildblüten dekoriert sofort servieren.

Hildes Kräuterschatz

Bei eiternden Wunden und Insektenstichen Breiumschläge machen, wirkt antibiotisch.

Die ganze Pflanze ist essbar, die getrockneten Samen kann man für Kräutersalz verwenden.

KNOBLAUCH
ALLIUM SATIVUM

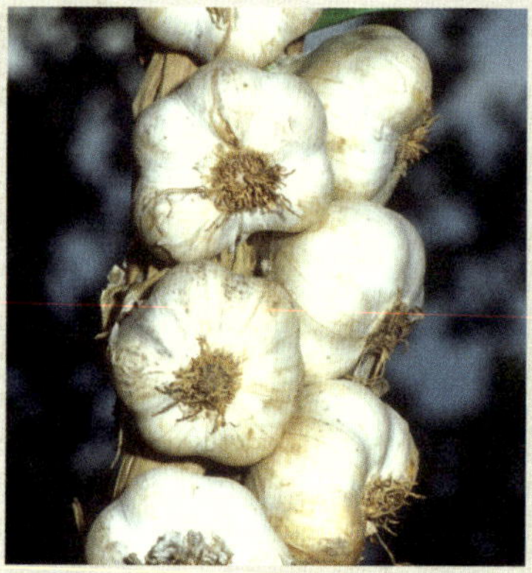

Knoblauch wächst nicht in der freien Natur, er ist eine Kulturpflanze und verbreitet in unseren Gärten anzutreffen. Knoblauch ist ein hervorragendes Mittel für die Gesundheit, er wirkt beispielsweise antibakteriell, um nur eine Wirkung hervorzuheben.

Inhaltsstoffe

Organische Schwefelverbindungen (Alliin, Propenylalliin), Allicin, Vinyldithiine oder Ajoene, schwefelhaltige Peptide

Erntezeit

Immer

Wirkung

Darmdesinfizierend, verdauungsfördernd, wurmwidrig , antibakteriell, leicht krampf- und schleimlösend, antibakteriell, lipidsenkend, blutverflüssigend

Anwendung

Atemwegserkrankungen, Verdauungsstörungen, Muskelrheumatismus, Zahnschmerzen, Pilzerkrankungen, hoher Cholesterinspiegel

Küche

Knoblauch verfeinert nahezu alle würzigen Speisen.

Als leckere Kochzutat, vor allem in der mediterranen Küche, ist Knoblauch allen bekannt, wobei nicht alle den Geschmack des Knoblauchs mögen.

Knoblauchtinktur

5 Knoblauchzehen blättrig schneiden, in ein Schraubdeckelglas füllen und mit 100 ml Alkohol (70 %) übergießen. 14 Tage in der Sonne stehen lassen, dann abfiltern und in Flaschen füllen. Tropfenweise auf einem Stück Brot einnehmen.

Knoblauchcreme gegen Falten

1 Handvoll Knoblauchzehen vierteln und in 125 g Schweinefett oder Lanolin erwärmen. Bei sehr kleiner Flamme 1 Stunde ausziehen lassen, anschließend vom Herd nehmen. Über Nacht stehen lassen, dann den Knoblauch entfernen, 5 g Bienenwachs zugeben und vorsichtig wärmen, rühren, bis Fett und Wachs vermischt sind. In kleine Cremetöpfchen abfüllen und im Kühlschrank lagern.

Hildes Kräuterschatz

Ihre Abwehrkräfte können Sie mit Knoblauch stärken: 250 g Knoblauch schälen, in kleine Stücke schneiden und in eine Flasche geben, mit 1 Liter reinem Branntwein übergießen. Die Flasche gut verschließen und 2–3 Wochen in der Sonne stehen lassen. Die Flüssigkeit öfter schütteln. Anschließend abseihen und verschlossen und dunkel aufbewahren. Von dieser Knoblauchtinktur nehmen Sie täglich zwei- bis dreimal vor den Mahlzeiten 15 Tropfen.

Bronchitis, Husten und sonstige Erkältungkrankheiten kann man folgendermaßen behandeln: Knoblauch möglichst fein zerstoßen und mit verdünntem Honig vermengen. Jede Stunde 1 TL davon einnehmen.

Bei schmerzhaften Insektenstichen kann als Sofortmaßnahme die Wunde mit Knoblauchsaft beträufelt werden.

Blutergüsse verschwinden schneller, wenn man einen Brei auflegt (fein zerstoßener Knoblauch mit Honig vermischt) oder in Knoblauchtinktur getränkte Wattebäuschchen zum Betupfen verwendet.

Königskerze

Verbascum densiflorum | Volksname: Wetterkerze

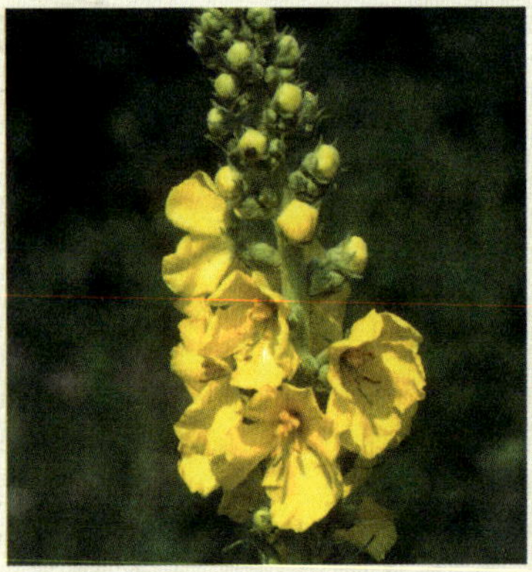

Die Königskerze sieht genauso aus, wie es ihr Name verspricht.

Majestätisch wächst sie kerzengrade bis zu 2 m nach oben und blüht mit leuchtendgelben Blüten.

Sie ist eine wichtige und bekannte Heilpflanze.

Inhaltsstoffe

Schleimstoffe, Bitterstoffe, Saponoide, ätherisches Öl, Phytosterole, Vitamin B2, B5, B12 und D

Erntezeit

- Blüten zur Mittagszeit sehr behutsam ernten
- Blätter von April bis Juni

Wirkung

Auswurffördernd, blutreinigend, harntreibend, beruhigend, hautreinigend, krampflösend, schweißtreibend

Anwendung

Atemwegserkrankung, Sitzbäder, Hämorrhoiden, Afterjucken, Brandwunden, Furunkel, Bronchitis, Asthma, Husten, Kehlkopfentzündung, Mandelentzündung, Heiserkeit, Hauterkrankung, Geschwüre, Mittelohrentzündung

Königskerzenöl

1 Handvoll Königskerzenblüten in ein Glas mit Schraubdeckel füllen und mit Olivenöl auffüllen, sodass alle Blüten mit Öl bedeckt sind. Bei Husten und bei knackenden Gelenken als Brustauflage verwenden.

Königskerzen-Tinktur

1 Handvoll Königskerzenblüten in ein Glas mit Schraubdeckel füllen und mit Korn (70 %) bedecken. Jeden Tag neue Blüten dazugeben, bis das Glas voll mit Blüten ist, die im Kornbrand schwimmen. 4 Wochen in der Wärme stehen lassen, abseihen und auf Zucker einnehmen.

Königskerzentee

1 TL Blüten mit 250 ml kochendem Wasser überbrühen, 4–5 Minuten ziehen lassen, schluckweise trinken, hilft bei Husten.

Hildes Kräuterschatz:

Wenn Königskerzenblüten als Tee zubereitet werden, diesen unbedingt durch ein feines Haarsieb abseihen, da die feinen Härchen sonst unangenehm reizen.

Königskerzenöl (2–3 Tropfen) hilft bei Ohrenschmerzen.

Kren/Meerrettich

Armorica rusticana | Volksname: Pferderettich

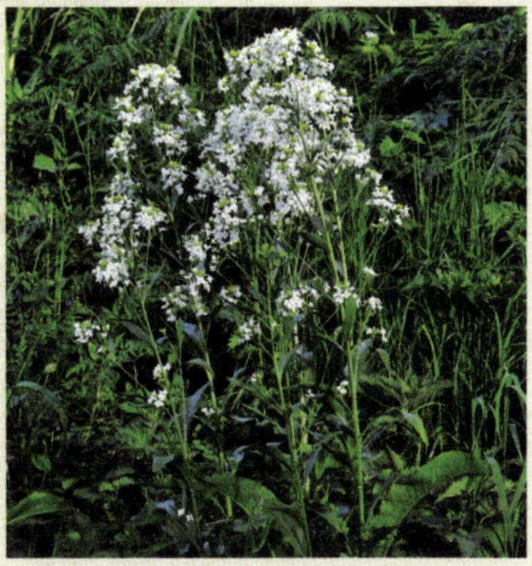

Kren sollte jeder im Garten haben, weil er ganzjährig gebraucht wird.

Inhaltsstoffe

Senföl, Vitamin C, Vitamin B1, Enzyme, Flavonoide

Erntezeit

Frühjahr bis Herbst

Wirkung

Keimtötend, verdauungsfördernd, durchblutungsfödernd, hautreizend, schleimlösend, stoffwechselanregend, blähungswidrig

Anwendung

Erkältungskrankheiten, Kopfschmerzen, Migräne, Atemwegserkrankungen

Küche

Kren ist als Verfeinerung von Fleischspeisen sehr weit verbreitet.

Essigkren

Kren reiben, in ein Glas füllen und mit einer Mischung aus Essig und Salz auffüllen, Glas verschließen. Eine pikante Beilage zu Geselchtem, Speck und gebratenem Fleisch.

Kresse-Kren-Dip

250 g Topfen mit 150 g Sauerrahm glatt rühren. 1 Handvoll Kresse und 1 EL geriebenen Kren unterrühren, mit Salz und Pfeffer abschmecken.

Auflage

Gegen Kopfschmerzen den Kren reiben, in ein Stück Küchenrolle einschlagen und dann in den Nacken legen. Der Nacken wird anschließend ganz heiß und es fühlt sich wie Nadelstiche an. Danach ist der Kopfschmerz wie weggeblasen. Es empfiehlt sich, vorher die Haut mit Olivenöl einzuölen, da sonst zu starke Reizungen entstehen können. Gegen Migräne auch den Kren reiben, in ein Stück Küchenrolle einschlagen und anschließend auf die Fußsohle legen, warme Socken darüber ziehen, Füße 20 Minuten auf den Boden stellen. Wenn es beim ersten Mal nicht klappt, öfter wiederholen. Nach regelmäßiger Anwendung, immer wenn der Schmerz auftritt, ist nach einem halben Jahr die Migräne verschwunden.

Wundsalbe

Kleinere Wunden kann man gut mit folgender Salbe behandeln: neun Teile Honig und einen Teil frischen, geriebenen Kren verrühren. Mit dieser Salbe kann man auch gut Hautgeschwüre behandeln.

Krentinktur

1 klein geschnittene Wurzel mit 250 ml Alkohol (70 %) ansetzen, 8 Tage stehen lassen, abfiltern und auf Zucker oder Brot einnehmen, anregend für Verdauungsorgane

Kräuterarznei für Pflanzen

Brühe: Blätter mit heißem Wasser übergießen, anschließend 30 Minuten ziehen und abkühlen lassen. Mit kaltem Wasser im Verhältnis 1:5 verdünnen und gießen. Durch den hohen Gehalt an Kalium- sowie Schwefelverbindungen erhöht diese Kräuterarznei die Widerstandsfähigkeit gegen Monilia-Fruchtfäule und Spitzdürre.

Hildes Kräuterschatz

Die scharfe Wurzel des Krens hilft gegen allerlei Infektionskrankheiten und auch gegen Schmerzen. Sogar Grippeerregern bietet der Kren Paroli, was ihn zu einem unschätzbaren Helfer in der Hausapotheke macht.

Gegen Insektenstiche kann man den geriebenen Kren auf die betroffene Hautstelle legen und leicht einreiben.

Auch bei Zahnschmerzen kann man den Kren an Ort und Stelle bringen und dort belassen, bis die Schärfe nachlässt.

Bei zu hohem Blutdruck übergießt man eine Handvoll klein geschnittener Wurzeln mit kochendem Wasser, lässt sie 1 Stunde ziehen und macht ein 20-minütiges Fußbad.

LABKRAUT

GALLIUM APARIUM | VOLKSNAME: AMEISENKRAUT

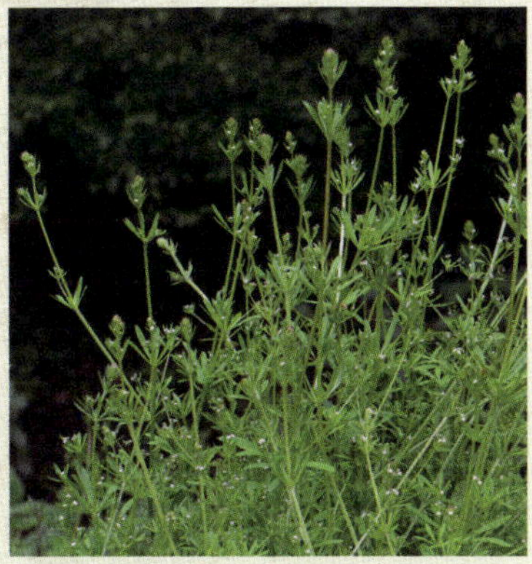

Labkraut wird auch als Färbepflanze verwendet. Aus den Blüten wird gelber und aus den Wurzeln roter Farbstoff gewonnen.

Inhaltsstoffe

Ätherisches ÖL, Kieselsäure, Gerbstoffe, Flavonoide

Erntezeit

- Das blühende Kraut den Sommer über

Wirkung

Krampflösend, hautreinigend, wassertreibend, harntreibend, wundheilend, blutreinigend, schleimlösend

Anwendung

Gegen Entzündungen, Hautkrankheiten, Schlaflosigkeit, Kehlkopferkrankungen, Übergewicht, Blasenentzündungen, Nierensteine, Bleichsucht, Magenentzündung, Darmentzündung, Zungenentzündung

Küche

Fast das ganze Jahr über kann man die Blätter und zarte Stängel zu Blattgemüsegerichten verarbeiten, denn auch im Winter findet man unter der Schneedecke kleine Pflanzen. Die zartsaftigen Triebspitzen im April sind eine ausgezeichnete Salatgrundlage.

Von Mai bis September kann man die Blüten und Blütenknospen über den Salat streuen. Aus dem ausgekochten Blütensaft kann man einen Pudding und Kräuterlimonaden herstellen.

Die Samen sind ab August reif und sind geröstet ein sehr schmackhafter Kaffeeersatz, die gerösteten Samen werten jedes Müsli auf.

Labkrautlikör

300 g Labkraut in 1 l Korn ansetzen, 500 ml abgekochtes Wasser, 300 g Zucker, Zitronenschale, Kümmel und Anis dazugeben. Stehen lassen, bis der Zucker aufgelöst ist.

Natur-Deo

4 TL getrocknetes Labkraut oder Klettlabkraut mit 1 Tasse kochendem Wasser übergießen, 10 Minuten ziehen lassen und durch einen Kaffeefilter abseihen. Den Auszug in eine Schüssel gießen und abkühlen lassen, anschließend 30 ml Weingeist (Apotheke) hineinrühren, danach einige Tropfen Melissen-, Zitronen- oder Salbeiöl zugeben und ebenfalls gut verrühren. In saubere Sprühflaschen füllen, ca. 6 Monate haltbar.

Hildes Kräuterschatz

Labkraut wurde früher zur Käseherstellung genutzt, weil seine Stängel und Blätter Stoffe, die die Milch gerinnen lassen, enthalten.

Lavendel

Lavandula augustifolia | Volksname: Römischer Thymian

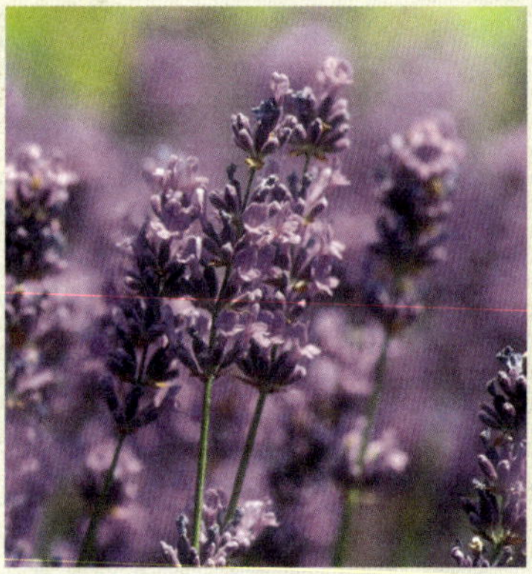

In unseren Breiten wird der Lavendel gerne in den Gärten angepflanzt, weil er nicht nur gut duftet, sondern auch hübsch aussieht.

Der Duft von Lavendel beruhigt, reinigt und wirkt auf vielfältige Weise heilsam auf den Menschen. Besonders bewährt ist er bei unruhigen Babys und deren Problemen. Hier kann ein Lavendelkissen Wunder wirken.

Inhaltsstoffe

Ätherisches Öl, Gerbstoffe, Glykosid, Saponin

Erntezeit

- Blüten beim Aufblühen während des ganzen Sommers

Wirkung

Antiseptisch, beruhigend, gallentreibend, harntreibend, krampflösend, schweißtreibend, stimulierend, windtreibend

Anwendung

Akne, Asthma, Bronchitis, Husten, Insektenabwehr, Kopfflechte, Läusebefall, Lunge, Nervosität, Rheuma, Winde auslösend

Küche

In der Küche findet Lavendel Verwendung in Kräuterbutter, Bowlen, Säften, Sirupen, Salaten und Desserts aller Art.

Kräuterkissen zum Schlafen

1 Handvoll Kamille, 2 Handvoll Hopfen, 1 Handvoll Lavendel, 1 Handvoll Pfefferminze, 3 Handvoll Heublumen oder Thymian oder Oregano, 1/4 Handvoll Baldrianblüten, 1/4 Handvoll Anissamen in ein Kissen füllen und beim Schlafengehen darauflegen. Durch die Wärme steigen die Aromen und Wirkstoffe der Kräuter in die Nase und wirken so beruhigend und schlaffördernd.

Kräuterarznei für Pflanzen

1 Handvoll Blüten und Kraut mit 1 l heißem Wasser übergießen, 10 Minuten ziehen und abkühlen lassen. Im Verhältnis 1:5 verdünnen, anschließend damit gießen.

Gegen Ameisen hilft eine Brühe aus Lavendel, Rainfarn, Borax und Zucker.

Hildes Kräuterschatz

Als Räucherkraut wirkt Lavendel beruhigend, reinigend, klärend, desinfizierend, insektenabwehrend (Motten), wirkt sanft und stimmt friedlich.

Heilöle zum Einnehmen, Inhalieren oder Baden helfen bei Erkältungen.

Liebstöckel

Levisticum officinale | Volksname: Suppenkraut

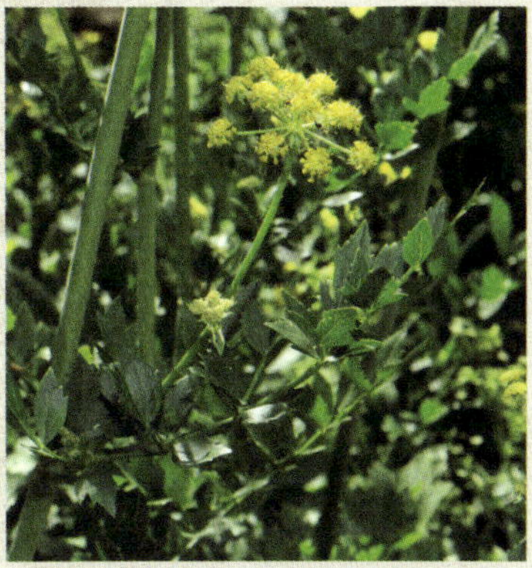

Wenn die mehrjährige Pflanze im Garten einen Lieblingsplatz gefunden hat, kommt sie jedes Jahr wieder und wird so groß, dass eine Familie ihren ganzjährigen Liebstöckelbedarf für Küche und Hausapotheke damit decken kann.

Inhaltsstoffe

Ätherisches Öl, Angelikasäure, Apiol, Apfelsäure, Bitterstoffe, Gerbstoffe, Fette, Gummi, Harze, Invertzucker, Kampfer, Carvon, Isovaleriansäure, Cumarine, Myristicin, Umbelliferon

Erntezeit

- Blätter im Frühjahr, Wurzel im zeitigen Frühjahr oder Spätherbst, Samen im Spätsommer

Wirkung

Hormonsteigernd, magenstärkend, harntreibend, appetitanregend, stuhlfördernd, stoffwechselanregend, menstruationsfördernd

Anwendung

Achtung: Nicht in der Schwangerschaft anwenden!

Appetitlosigkeit, Abmagerung, Blasenentzündung, Blasensteine, Nierenleiden, Nierensteine, Blähungen, Magenbeschwerden, Mangel an Magensäure, Verdauungsschwäche, Verstopfung, Rheuma, Gicht, Menstruationskrämpfe, Bronchitis, Husten, Herzschwäche, Wassersucht, Ödeme, Nervenschwäche, Nervosität

Küche

In der Küche ist der Liebstöckel als Maggikraut bekannt und würzt mit seinen Blättern Kräutertopfen und Suppen aller Art.

Liebstöckelwein

1 Handvoll frische Blätter mit 1 l Weißwein übergießen und 10 Tage stehen lassen. Anschließend abfiltern und vor jeder Mahlzeit ein Likörglas trinken. Hilft bei Aufstoßen, Sodbrennen und Völlegefühl.

Hildes Kräuterschatz

Bei Mittelohrentzündung legt man angewärmte Blätter, in Küchenkrepp gewickelt, auf das Ohr, das lindert den Schmerz.

Die getrockneten Samen von Liebstöckel verwende ich immer bei der Herstellung meines Kräutersalzes.

Löwenzahn

Taraxacum officinale | Volksname: Pusteblume

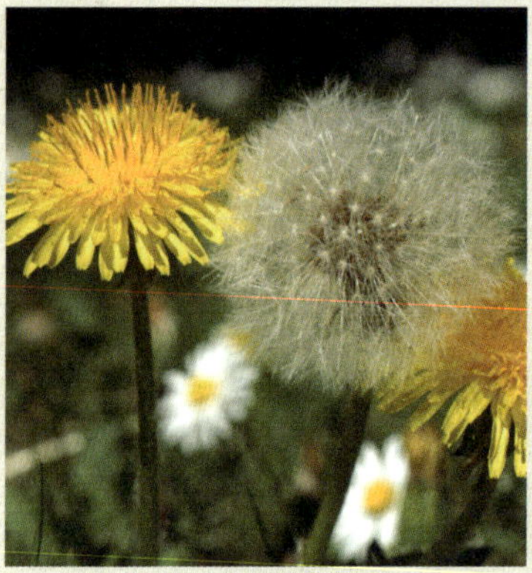

Löwenzahn wächst auf Weiden und Wiesen. Üppige Löwenzahnwiesen weisen jedoch auf Überdüngung hin.

Inhaltsstoffe

Bitterstoffe, Taraxin, Triterpene, Sterole, Phenolkarbonsäure, Cumarine, Flavonoide, Inulin, Kalium

Erntezeit

- Die gesamte Pflanze ganzjährig, die Wurzel im Herbst

Wirkung

Nierenanregend, leberstärkend, stoffwechselanregend, antirheumatisch, appetitanregend, blutreinigend

Anwendung

Arthritis, Diabetes, Leber- und Gallenerkrankungen, Magen- und Darmbeschwerden, Völlegefühl, Blähungen, Verdauungsbeschwerden, Gicht, Rheuma, Hauterkrankungen, Ödeme, Warzen

Küche

Die Blätter werden in der Küche gerne als Gemüse verwendet, die Knospen kann man gut mit Olivenöl anbraten. Aus getrockneten Wurzel kann man einen Kaffeeersatz machen.

Entschlackungskur

3 Wochen lang täglich 3–10 Blütenstängel essen.

Tee

2 TL Löwenzahnblätter mit 250 ml kaltem Wasser übergießen, kurz aufkochen und nach 10 Minuten abseihen, täglich mehrere Tassen trinken.

Tinktur

20 g Löwenzahnwurzeln mit 150 ml Weingeist ansetzen, nach 10 Tagen abseihen, täglich vor den Mahlzeiten 15 Tropfen mit Wasser einnehmen.

Wein

50 g Wurzeln mit Weißwein ansetzen, nach 8 Tagen abseihen, täglich 1 Glas trinken.

Umschläge

3 EL zerkleinerte frische Wurzeln in ein mit heißem Wasser getränktes Leinen- oder Baumwolltuch einwickeln und auf die schmerzenden Stellen legen, mit einem Tuch fixieren.

Löwenzahnhonig

2 Handvoll Löwenzahnblüten, Saft und Schale von 1 Zitrone, 1 l Wasser, 1 kg Zucker ca. 1,5 Stunden köcheln lassen, dann durch ein Tuch abseihen und löffelweise einnehmen.

Löwenzahnlikör

40 Blüten mit 1 l Korn übergießen, 2 Wochen stehen lassen und immer wieder schütteln, danach filtern. 500 g braunen Zucker mit 500 ml Wasser auflösen und zu einem Sirup einkochen. Beide Flüssigkeiten mischen, in Flaschen füllen und noch einige Zeit stehen lassen, eine gute Verdauungshilfe nach dem Essen.

Löwenzahngelee

2 Handvoll Löwenzahnblüten mit 1 l kochendem Wasser übergießen, unbehandelte Schale von 2–3 Zitronen dazugeben, über Nacht stehen lassen, dann abseihen und mit 1 kg Gelierzucker aufkochen, noch heiß in saubere Gläser füllen.

Hildes Kräuterschatz

Der milchige Saft wirkt schleimhautreizend, deshalb sollten Kinder die Stängel nicht in den Mund nehmen.

Frischer Löwenzahnsalat schmeckt sehr gut und ergänzt die Tee-Kur, die entschlackt und auch konzentrationsfördernd wirkt. Z. B. 3 Wochen lang täglich 3–10 Blütenstängel essen.

Früher wurde Löwenzahn gerne bei Augenentzündungen eingesetzt, das ist auch die Bedeutung seines lateinischen Namens.

Mädesüss

Filipendula ulmaria(L) | Volksname: Wiesengeissbart

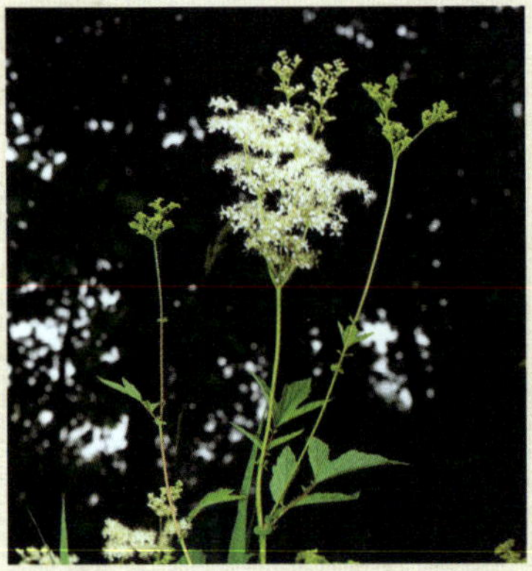

Wächst auf feuchten, sumpfigen Wiesen- und Waldrändern. Die Pflanze wird bis zu 1,5 m hoch und duftet süßlich.

Inhaltsstoffe

Ätherisches Öl, Salizylsäureverbindungen, Heliotropin, Vanillin, Zitronensäure, Gerbsäure, Gaultherin, Kieselsäure, Terpene, Wachs, Fett

Erntezeit

- Blüten im Juni bis August, Wurzeln im Frühling und Herbst

Wirkung

Blutreinigend, schmerzlindernd, entzündungshemmend, fiebersenkend, krampflösend, harntreibend, schweißtreibend, zusammenziehend, herzstärkend, narbenheilend

Anwendung

Blase, Darm, Erkältung, Grippe, Gicht, Magen, Nieren, Rheuma, Schmerzen, Migräne, Kopfschmerzen, Wassersucht, Ödeme

Küche

Mädesüß eignet sich für Tee, Sommerbowle, Likör, Wein, Blütengelee, Desserts.

Sirup

2 Handvoll Mädesüßblüten in einem Kochtopf mit 1 l kochendem Wasser übergießen, mit 2–3 Zitronen (Saft und unbehandelte Schale) über Nacht stehen lassen. Abseihen und mit 1 kg Zucker aufkochen, in saubere Flaschen füllen.

Tee

Getrocknete und geschnittene Blätter und Blüten mit heißem Wasser übergießen, in einem Glaskrug (nicht metallisch) 2 Minuten ziehen lassen, schluckweise trinken. Wurzeln in kaltem Wasser ansetzen, aufkochen, 3 Minuten ziehen lassen.

Mädesüß-Lotion

1 Handvoll Mädesüßblüten mit 250 ml kochendem Wasser übergießen und abkühlen lassen. Danach filtern und mit 1 TL Hamamelis verrühren, in Flaschen abfüllen. Ergibt eine zusammenziehende Lotion für die Gesichtshaut.

Hildes Kräuterschatz

Mädesüß hat viele Namen, man nennt es Geißbart, Spierstaude oder Wiesenkönigin, und das sind noch lange nicht alle Namen.

Es empfiehlt sich, Mädesüßblüten rechtzeitig für den Winter zu ernten und zu trocknen.

Melde

Atriplex hortensis | Volksname: Gartenspinat

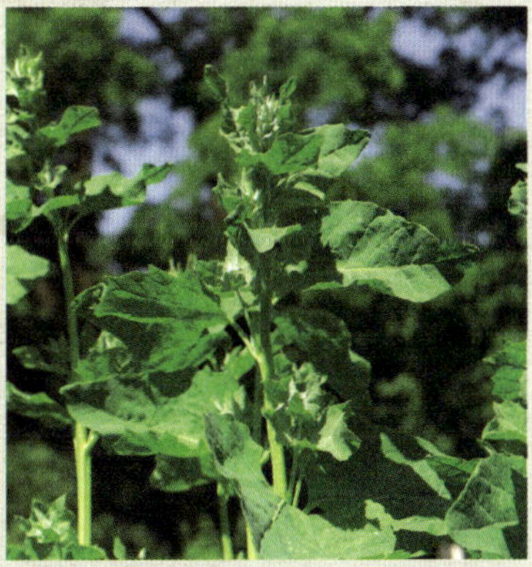

Die Melde wächst in Gärten, auf Ödland, Schuttplätzen und Wegrändern. Sie hat ca. 18-mal soviel Vitamin C und 7-mal soviel Eisen wie Kopfsalat.

Inhaltsstoffe

Vitamin C, Eisen, Saponine, Mineralstoffe, Alkaloid

Erntezeit

Kraut von Juli bis August

Wirkung

Blutbildend, blutreinigend, ballaststoffreich, stärkend

Anwendung

Blasenprobleme, Hautunreinheiten, Husten, Leberschwäche, Lungenleiden, Nagelbettentzündung, Stoffwechselstörung, Blasen- Leber- und Nierenleiden

Küche

Blätter und Triebe können von April bis Juli wie Mangold zubereitet werden, eignen sich für Gemüsesuppen und Gemüsefüllungen.

Mit Blütenknospen und Blüten kann man von Juli bis Oktober (ähnlich wie kleine Nüsse) Salate verfeinern oder einen Brotaufstrich mit Frischkäse zubereiten.

Ab September stellen die Samen eine wertvolle Vitaminquelle für den Winter dar.

Blaue Pflanzenfarbe

Pflanzen hacken, über Nacht in ein warmes Wasserbad einlegen, dann 2–3 Stunden köcheln lassen. Pflanzen herausnehmen und Wolle oder Seide hineingeben, langsam erhitzen und Temperatur etwa 1 Stunde halten. Abkühlen lassen, erst dann den Stoff oder die Wolle herausnehmen, in warmem, dann in kaltem Wasser ausspülen, Seide erst am nächsten Tag ausspülen. Der Farbton hängt von der Farbqualität ab.

Hildes Kräuterschatz

Melde kann man auch wie Sauerkraut zubereiten, die getrockneten Samen kann man als Brotgewürz verwenden.

MELISSE

MELISSA OFFICINALIS | VOLKSNAME: HONIGKRAUT

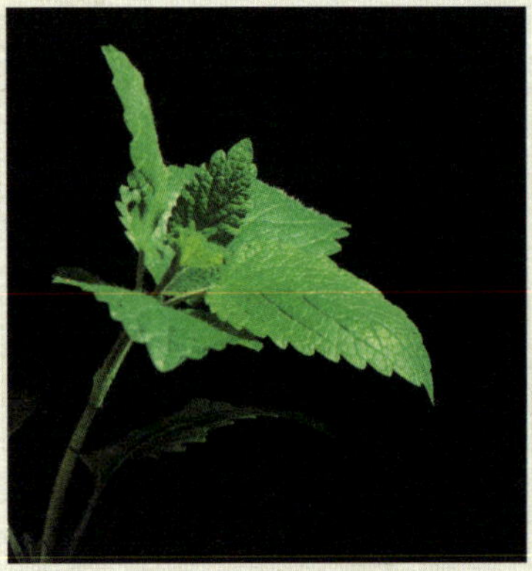

Die Melisse ist eine alte Gewürz- und Heilpflanze. Sie braucht einen sonnigen Standort – je mehr Sonne, desto intensiver der Geschmack. Zählt zu den besten Bienenfutterpflanzen.

Inhaltsstoffe

Ätherisches Öl, Bitterstoff, Gerbstoff, Gerbsäure, Harz, Schleim, Glykosid, Saponin, Thymol, Kalium

Erntezeit

- Blätter im Juni und Juli, vor der Blüte die Stängel abschneiden, dann kann man nochmals ernten.

Wirkung

Anregend, antibakteriell, aufmunternd, beruhigend, krampflösend, leber- und galleanregend, kühlend, pilzhemmend, schmerzstillend, schweißtreibend, virushemmend

Anwendung

Angstzustände, Bronchitis, Asthma, Blähungen, Fieber, Geschwüre, Gicht, Grippe, Herzbeschwerden, Husten, Insektenstiche, Ischias, Kopfschmerzen, Magenleiden, Migräne, Milchstau, Neuralgien, Ohrenschmerzen, Rheuma, Schlafstörungen, Sodbrennen, Zahnschmerzen

Melissengeist

500 g getrocknete Melissenblätter und 1 Zitrone mit abgeriebener Schale, 1 TL geriebene Engelwurz und einige Gewürznelken in ein Glasgefäß geben. Mit 1 l Wodka aufgießen und an einem sonnigen Platz 3 Wochen ziehen lassen. Danach abseihen und in Flaschen füllen, vor Gebrauch mindestens 2 Monate ruhen lassen. Schmeckt köstlich im Tee.

Gesichtswasser

4 TL Melissenblätter mit 1 Tasse kochendem Wasser übergießen. Erkalten lassen, dann mit 20 ml Weingeist (90 %) verrühren und in saubere Flaschen füllen. Zur Verstärkung des Geruchs 5 Tropfen Melissenöl dazugeben (ca. 1/2 Jahr haltbar).

Melissenlikör

2–3 Handvoll Melissenblätter mit 1 l Korn, 500 g Zucker und 500 ml Wasser in ein Glas geben, 2–3 Wochen stehen lassen, abseihen und in Flaschen füllen.

Einschlafhilfe für Babys und Kleinkinder

30 Tropfen hochwertiges Sonnenblumenöl mit 3 Tropfen ätherischem Melissenöl in einem Fläschchen gut vermengen. Von dieser Mischung 5 Tropfen auf eine angewärmte, zusammengefaltete Windel träufeln und dem Baby um den Bauch wickeln.

Melissentinktur

20 g Melissenblätter mit 150 ml Alkohol (70 %) ansetzen, 10 Tage an einem warmen und dunklen Platz ziehen lassen und dann abseihen. Zweimal täglich 20 Tropfen mit Wasser einnehmen.

Hilft nicht nur innerlich bei Herz- und Kreislaufbeschwerden, sondern äußerlich angewandt (1:1 mit Wasser verdünnt) auch bei Kopfschmerzen, Herpes und Fußpilz.

Badezusatz

Ca. 75 g Melisse mit 4 l kochendem Wasser übergießen, 20 Minuten ziehen lassen, abseihen und dem Badewasser zugeben. Ca. 15 Minuten lang darin baden, anschließend gut zugedeckt hinlegen.

Sirup

2 Handvoll Melissenblätter und 2 ausgepresste Zitronen in einen Kochtopf geben und mit 1 l kochendem Wasser übergießen, über Nacht stehen lassen. Nächsten Tag abseihen und mit 1 kg Zucker aufkochen, in saubere Flaschen füllen und dunkel lagern. Schmeckt sehr erfrischend in Wasser, Sekt oder weißem Spritzer.

Hildes Kräuterschatz

Melissentee

3 TL Melissenblätter mit 250 ml heißem Wasser übergießen, nach 10 Minuten abseihen, täglich mehrere Tassen trinken.

Abends hilft Melissentee beim Entspannen und Einschlafen.

Morgens oder bei Abgespanntheit wirkt Melissentee hingegen belebend sowie erfrischend und gibt Stärke.

Bei Erkältung hilft die Melisse, die Atmung zu verbessern und eventuelles Fieber besser auszuhalten. Sogar bei Asthma kann Melissentee die Atmung erleichtern.

Melisse hilft auch bei der Verdauung und wirkt entkrampfend auf Magen und Darm. Nach längerer Krankheit kann sie den Appetit steigern.

Mistel

Viscum album | Volksname: Druidenbesen

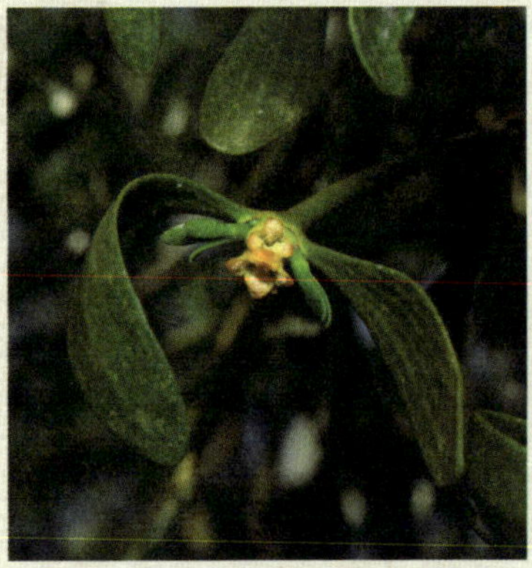

Die Mistel ist eine wundersame Pflanze, die erst in den Wintermonaten, wenn die Bäume kahl sind, richtig sichtbar wird. Sie wächst in Kugelform auf verschiedenen Baumarten und saugt den Bäumen Wasser und Nährstoffe aus, was sie zu einem Halbschmarotzer macht.

In früheren Zeiten war die Mistel eine wichtige magische Pflanze, die von den Druiden mit goldenen Sicheln geerntet wurde und nicht zu Boden fallen durfte, um ihre besondere Wirkung nicht zu verlieren.

Zur Zeit der Wintersonnenwende und als Weihnachtsschmuck wird sie auch gerne an die Haustüren gehängt, um das Haus vor Schaden zu bewahren. Wer sich unter Misteln küsst, soll ein glückliches Liebespaar werden.

Inhaltsstoffe

Lecitine, Viscotosine, wasserlösliche Polysacharide, biogene Amine, Flavonoide, Lignane, Triterpene

Erntezeit

Im Herbst, am Ende der Vegetationszeit

Wirkung

Blutdruckausgleichend, blutstillend, krampflösend, zusammenziehend, krebshemmend, blutzuckersenkend

Anwendung

Hoher Blutdruck, niedriger Blutdruck, Krebstherapie, Schwindel, Epilepsie, Migräne, Kopfschmerzen, Konzentrationsschwäche, Drüsenschwäche

Misteltinktur

2 Handvoll Misteln in 500 ml Korn (70 %) ansetzen, 6 Wochen stehen lassen, tropfenweise einnehmen, wirkt blutdruckausgleichend.

Hildes Kräuterschatz

Auszug aus Misteln wird in der Krebstherapie und -nachbehandlung verwendet.

Mistelblätter dürfen nur kalt angesetzt werden, anschließend leicht erwärmen, schluckweise trinken.

Beeren sind giftig und nicht für den Genuss geeignet.

Mutterkraut

Tanacetum parthenium | Volksname: Frauenminze

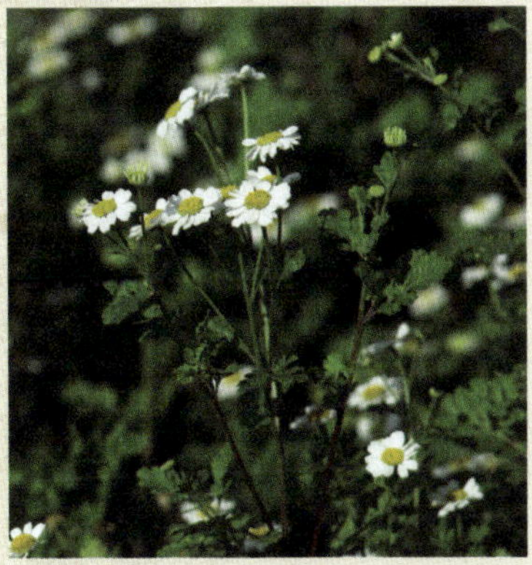

Aus gut gepflegten Gärten ist die ehemalige Heil- und Zierpflanze weitgehend verschwunden und fristet ihr Dasein als verwildertes Unkraut. Doch ihre Heilkraft ist ungebrochen, heutzutage hat man außerdem eine medizinisch nachweisbare Wirkung gegen Migräne entdeckt. Auch in vielen anderen Gebieten kann das Mutterkraut helfen, beispielsweise gegen Erkältungen, Asthma, Rheuma und Verdauungsbeschwerden.

Inhaltsstoffe

Chrysanthenol, ätherische Öle, Kampfer, Carvacrol, Eugenol, Gerbstoff, Pyrethrin, Harze, Gerbsäure, Thymol

Erntezeit

- Kraut ab dem Frühjahr verwenden

Wirkung

Schmerzstillend, beruhigend, krampflösend, fiebersenkend, uterusstimulierend, menstruationsfördernd und -regulierend

Anwendung

Husten, Asthma, Erkältungen, Fieber, Magenschwäche, Blähungen, Verstopfung, Rheuma, Gicht, Gelenksentzündungen, Kopfschmerzen, Migräne, Ohrensausen, Depressionen, Quetschungen, Schwellungen, Insektenstiche

Tinktur

1 Handvoll getrocknete Blüten mit Alkohol (70 %) übergießen. 6 Wochen stehen lassen, abfiltern und tropfenweise einnehmen, wenn sich eine Migräne ankündigt.

Gesichtswasser

1 Handvoll Blüten und Kraut mit kochendem Wasser übergießen, den Saft von 1 Zitrone dazugeben, 3 Minuten ziehen lassen, abkühlen lassen und damit die Haut reinigen.

Hilft bei Flecken im Gesicht und Hautunreinheiten.

Hildes Kräuterschatz

Bei Migräne jeden Tag zwei Blätter kauen, das bringt sie zum Verschwinden.

NACHTKERZE

OENOTHERA BIENNIS | VOLKSNAME: SCHINKENKRAUT

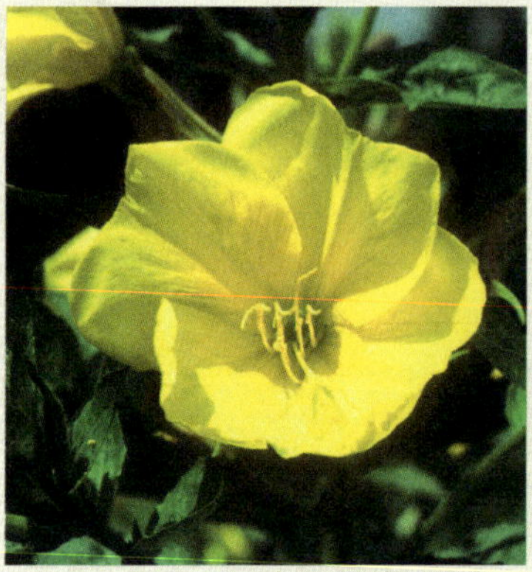

An steinigen Stellen, Wegrändern und im Ödland wächst die Nachtkerze, dort, wo man kaum das Wachsen einer so schönen Pflanze erwartet. Im Gegensatz zu anderen Pflanzen blüht die Nachtkerze auch in der Dunkelheit.

Erst in letzter Zeit wurde die Nachtkerze als vielseitiges Heilmittel entdeckt, denn bis vor wenigen Jahren war nicht bekannt, dass die Samen ausgesprochen viel Gamma-Linolensäure enthalten, die gut für Blutgefäße und Haut ist.

Inhaltsstoffe

Gamma-Linolensäure, Gerbstoffe, Stärke, Eiweiß, Mineralstoffe

Erntezeit

- Blätter von Juni bis Oktober, Wurzel im Herbst, Samen (Ölgewinnung) im Spätsommer und Herbst

Wirkung

Adstringierend, beruhigend, stoffwechselanregend, hautwirksam

Anwendung

Durchfall, Husten, Asthma, Bluthochdruck, Gicht, Ekzeme, Quetschung, Magenbeschwerden, Darmbeschwerden, PMS, Wechselbeschwerden, Arteriosklerose, Hautprobleme, Rekonvaleszenz

Nachtkerzensirup

2 Handvoll Blüten in 250 ml Wasser erhitzen, nicht kochen, 15 Minuten rasten lassen. Aus 250 ml Wasser und 250 g Zucker einen Sirup kochen. Beide Flüssigkeiten verrühren und in kleine Flaschen füllen.

Gebackene Nachtkerzenwurzeln

300 g Nachtkerzenwurzel oder -sprossen schälen und in Scheiben schneiden, in wenig Salzwasser bissfest dünsten. Das Mehl mit 2 Eidottern, 180 ml Bier, Salz, Brennnesselsamen oder frisch gemahlenem Pfeffer, 1 Prise Zucker und Muskat zu einem dickflüssigen Teig anrühren. Eiklar mit einer Prise Salz schlagen, dann den Eischnee unter die Biermasse ziehen und eine halbe Stunde im Kühlschrank kalt stellen.

Die Nachtkerzenwurzel oder -sprossen in den Backteig eintauchen und im Öl bei 170 °C ausbacken. Mit Küchenpapier abtupfen und sofort mit Blattsalat servieren.

Hildes Kräuterschatz

Die Wurzel der Nachtkerze wird wie Schwarzwurzel verwendet, mit Essig und Öl mariniert oder als Wokgemüse angebraten.

Natternkopf

Echium vulgare | Volksname: Blaue Ochsenzunge

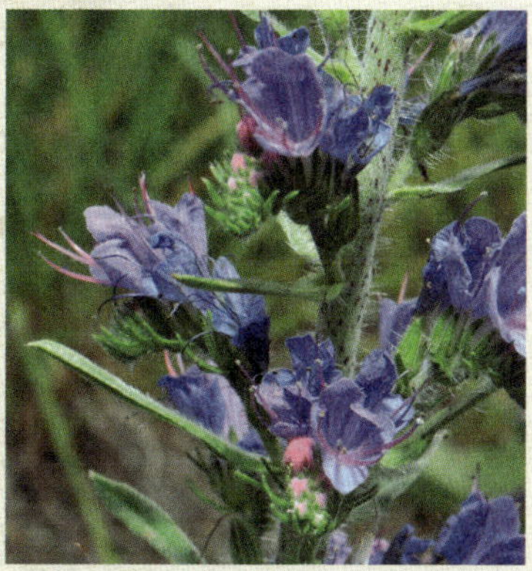

Der Natternkopf ist in warmen Gegenden Mitteleuropas eine häufige Pflanze und reckt an steinigen Wegrändern seine blauen Blütentrauben in die Höhe.

Da der Stängel sehr schnell wächst, ist der Natternkopf nach dem Mähen oft die erste höhere Pflanze, die sich wieder nach oben wagt.

Er ist ein Verwandter des Borretsch und des Beinwells und hat auch ähnliche Heilwirkungen.

Inhaltsstoffe

Allantoin, Consolidin, Heliosupin, Schleimstoffe

Erntezeit

- Blüten, Kraut und Wurzel von Mai bis Oktober

Wirkung

Harntreibend, schweißtreibend, heilend

Anwendung

Husten, Fieber, Kopfschmerzen, Verstauchungen, Schlangenbisse, Quetschungen, Wunden, Furunkel, Nagelbettentzündung

Küche

Im zeitigen Frühjahr eignen sich die zarten Blätter und Stängelspitzen gut für Suppen, Spinat und anderen Gemüsegerichte.

Die jungen Blätter durch einen Backteig ziehen und frittieren – schmeckt köstlich!

Frischkäse mit Blüten

Frischkäse mit Salz und den Blüten mischen, als Brotbelag verwenden.

Hildes Kräuterschatz

Blätter zerkleinern, in ein Küchenkrepp einschlagen, auflegen und mit einem Tuch umwickeln, über Nacht einwirken lassen.

Dieser Umschlag beschleunigt die Heilung bei Verletzungen.

Odermenning

Agrimonia eupatoria | Volksname: Sängerkraut

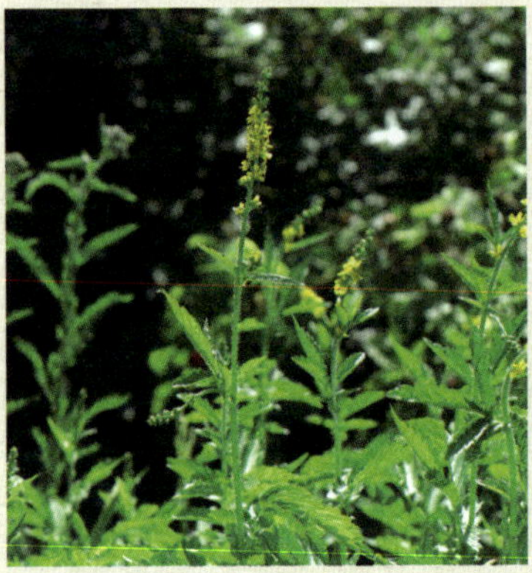

Schon in der Antike und im Mittelalter gehörte Odermennig zu den häufig verordneten Heilpflanzen. Heutzutage hat er an Bedeutung verloren, weil viele andere Heilpflanzen in einigen Wirkungsweisen ähnlich sind. Dennoch – in Teemischungen für Sänger und Redner können wir ihn immer noch oft antreffen.

Inhaltsstoffe

Gerbstoffe, Triterpene, ätherisches Öl, Schleimstoffe, Flavonoide

Erntezeit

- Blühendes Kraut im Mai und Juni

Wirkung

Stoffwechselanregend, entzündungshemmend, harntreibend, heilungsfördernd

Anwendung

Appetitlosigkeit, Durchfall, Gallen- und Leberleiden, Verdauungsstörungen, Magenprobleme, Darmprobleme, Blasenleiden, Nierenleiden, Harnsteine, Rachen- und Kehlkopfentzündungen, Stimmbandreizung, Zahnfleischentzündungen, Rheuma, Wassersucht, Fieber

Tee

1 TL Blüten mit 250 ml kochendem Wasser übergießen, 5 Minuten ziehen lassen, schluckweise trinken.

Dieser Tee, 2-mal täglich getrunken, hilft bei Blutarmut und Rheuma, Hexenschuss, Durchfall, Gallen-, Leber- und Nierenleiden.

Tinktur

1 Handvoll getrocknete Odermenningblüten in ein Glas mit großer Öffnung geben, mit Alkohol (70 %) übergießen, 6 Wochen an einen sonnigen Platz stellen, abfiltern und tropfenweise (10–15) einnehmen.

Hildes Kräuterschatz

Odermenning wird auch als Sängerkraut bezeichnet.

Getrocknete Odermenningwurzeln haben einen sehr aromatischen Duft und eignen sich für Duftpotpourris. Dadurch holt man sich die Energie der ganzen Pflanze ins Haus.

Petersilie

Petroselinum crispum

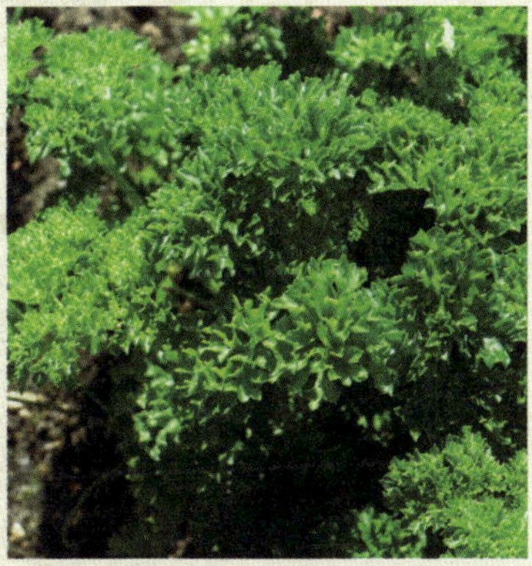

Petersilie ist das bekannteste Kraut der heimischen Küche. In den meisten Küchengärten kann man die Petersilie antreffen, die es sowohl mit glatten oder mit den dekorativen krausen Blättern gibt.

Inhaltsstoffe

Ätherisches Öl, Glykosid, Mineralstoffe, Vitamin C

Erntezeit

frische Blätter laufend

Wirkung

Harntreibend, krampflösend, schleimlösend, tonisierend, menstruationsfördernd, wehenfördernd,

Anwendung

Appetitlosigkeit, Verdauungsstörungen, Blähungen, Rheuma, Gicht, Blasensteine, Entzündungen, Insektenstiche

Küche

Petersilie verfeinert Salate, Kartoffeln, Topfengerichte, Suppen und Saucen.

Petersilienwickel

Blätter grob hacken, leicht klopfen, damit der Saft austreten kann; auf ein sauberes Tuch auftragen und mit der Kräuterseite nach unten auf die Brust legen. Ein Handtuch darüber geben und damit etwas fixieren. So können die Heilkräfte der Petersilie länger einwirken, hilft bei Brustverhärtung.

Entwässerungskur

1 TL Wurzel und Kraut in 250 ml kaltem Wasser aufkochen, 2–3 Minuten ziehen lassen, abseihen. 1 Tasse in der Früh und 1 Tasse abends schluckweise trinken, wirkt gegen Frühjahrsmüdigkeit.

Hildes Kräuterschatz

Achtung! In der Schwangerschaft sollte man keine großen Mengen von Petersilie zu sich nehmen, denn Petersilie könnte eine Fehlgeburt auslösen. Kleine Mengen als Gewürz sind bei gesunden Frauen jedoch unbedenklich.

Samen sind ein Bestandteil einer Teemischung bei Gicht, Rheuma, Nierengrieß und Krankheiten, bei denen eine entwässernde Wirkung erwünscht ist.

Nach dem Genuss von Knoblauch zwei Petersilienblätter kauen und der Knoblauchgeruch verschwindet.

Pfefferminze

Mentha piperita | Volksname: Gartenminze

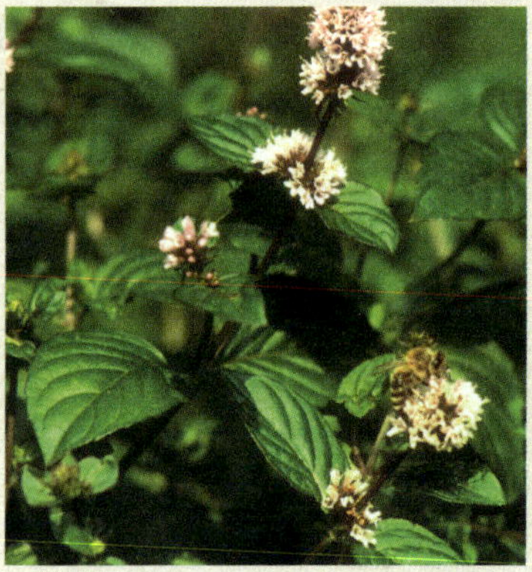

Pfefferminze wächst ziemlich unkompliziert in Hausgärten und kommt Jahr für Jahr wieder, wenn sie erst einmal heimisch geworden ist.

Pfefferminze hat eine ziemlich starke Heilwirkung und ist deshalb gar nicht allzu sehr als Haustee geeignet. Wer sie aber gut verträgt, braucht nicht auf seinen regelmäßigen Pfefferminztee zu verzichten.

Inhaltsstoffe

Ätherische Öle (u. a. Menthol), Gerbstoffe, Bitterstoffe, Flavonoide, Enzyme, Valeriansäure

Erntezeit

Das ganze Jahr über

Wirkung

Antibakteriell, beruhigend, erwärmend, entzündungswidrig, keimtötend, krampflösend, schmerzstillend, tonisierend, zusammenziehend

Anwendung

Verstopfung der Leber, Milz und Harnwege, bei Würmern, Kopfschmerzen, Ohrenschmerzen, Blähungen, Darmträgheit, Übelkeit, Leberleiden und Gallenbeschwerden, Schlafstörungen, Ischias, Kopfschmerzen, Magenkrämpfe, Migräne, Mundgeruch, Wechsel, Rheuma

Küche

Pfefferminze ist vielseitig verwendbar, in Säften, Tees, Bowlen, Frischspeisen und Salaten.

Pfefferminzlikör

4 Zweige frische Pfefferminze, 4 Blätter Zitronenmelisse, 2 Gewürznelken, 1 l Korn, 250 g Zucker. Zutaten in ein Schraubglas geben, auf der Fensterbank stehen lassen, bis sich der Zucker aufgelöst hat. (ca. 1 Monat), hin und wieder schütteln.

Pfefferminzöl

1 Handvoll getrocknete Pfefferminzblätter in ein Schraubglas geben und mit Olivenöl übergießen, bis alles bedeckt ist. 10–14 Tage stehen lassen. Findet Verwendung für die Herstellung von Cremen.

Achtung, nicht für Kinder unter 6 Jahren geeignet!

Hildes Kräuterschatz

Gegen Kohlweißling kann man Salbei, Rosmarin, Thymian, Ysop, Pfefferminze vorbeugend pflanzen.

Quendel

Thymus serpyllum | Volksname: Wilder Thymian

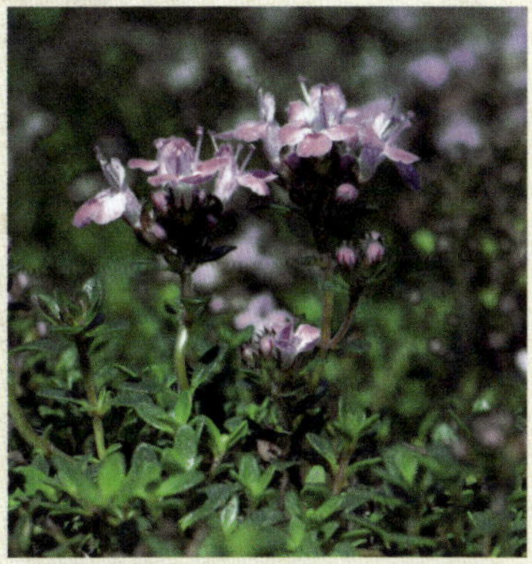

Der Quendel ist der wilde Bruder des Thymian. Er ist in Mitteleuropa heimisch und wächst an Stellen, die anderen Pflanzen zu trocken, steinig und sonnig sind.

Quendel kann ganze Teppiche bilden, die im Sommer rosafarben blühen und schon von Weitem herb würzig duften.

Inhaltsstoffe

Ätherische Öle, Bitterstoff, Borneol, Carvacrol, Citronellol, Flavone, Gerbstoff, Gerbsäure, Geraniol, Camphen, Pinen, Terpineol, Thymol

Erntezeit

- Blätter und Kraut im Mai bis September

Wirkung

Antibakteriell, beruhigend, blutstillend, entzündungshemmend, krampflösend, schleimlösend, schweißtreibend, menstruationsfördernd

Anwendung

Bronchitis, Husten, Keuchhusten, Reizhusten, Hustenkrampf, Asthma, Erkältung, Halsentzündung, Heiserkeit, Luftröhrenkatarrh, Verdauungssystem, Verdauungsschwäche, Sodbrennen, Blähungen, Magenbeschwerden, Durchfall, Mundgeruch, Unterleibskrankheiten, Periodenkrämpfe, Nervenschwäche, Schlaflosigkeit, Epilepsie, Verstauchungen, Verrenkungen, Quetschungen, Gelenkschmerzen

Küche

Quendel eignet sich besonders als Würzkraut für helles Fleisch und Fisch.

Er findet Verwendung in Kräuterlikören, Kräuterwein, Schnaps oder als Aroma für Würzöle. Er verfeinert Salatdressings, Suppen, Eierspeisen, Kräuterkäse, Kräuterbutter und Aufstriche.

Quendelsalbe

3–4 EL Schweinefett im Wasserbad schmelzen, 4 TL Quendelpulver unterrühren; beiseite stellen, bis sich das Pulver nicht mehr setzen kann. Hilft bei trockenen Ekzemen, wenn die Haut durch zu wenig Fett aufspringt und juckt.

Gesichtsdampfbad

2 EL Blätter mit 1 l kochendem Wasser in eine größere Schale gießen, Kopf mit einem Handtuch bedecken und inhalieren. Hilft gegen Hustenreiz und ist gleichzeitig gut für die Haut, öffnet die Poren und wirkt antiviral.

Kräuterschatz

Früher wurden in den Hühnerställen Quendelbüsche gegen Hühnermilbe aufgehängt.

Rainfarn

Tanacetum vulgare | Volksname: Wurmkraut

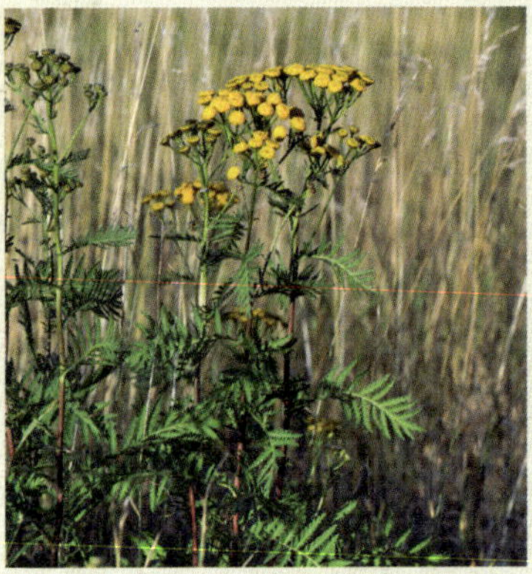

Im Spätsommer fällt der Rainfarn mit seinen dunkelgelben, knopfartigen Blüten auf. An Wegrändern ist er häufig die letzte Blütenzierde des Sommerhalbjahres.

Inhaltsstoffe

Ätherische Öle, Flavonoide, Pyrethrin, Thujon, Bitterstoff, Kampfer, Glykoside, Cumarine

Erntezeit

- Blüten und Kraut im Juli und August

Wirkung

Anregend, harntreibend, krampflösend, tonisierend, verdauungsfördernd, menstruationsfördernd

Anwendung

Appetitlosigkeit, Verdauungsstörungen, Blähungen, Magenkrämpfe, Hämorrhoiden, Gicht, Quetschungen, Verstauchung, Rheuma (äußerlich), Krampfadern, Furunkel, Hautreizungen, Insektenabwehr

Rainfarntinktur

2 Handvoll Blüten in ein weithalsiges Schraubdeckelglas geben und mit 250 ml Korn (70 %) ansetzen, 1 Woche ziehen lassen. Nur äußerlich zum Einreiben von aufgesprungenen Händen, Furunkeln und bei Rheuma verwenden.

Umschlag

Frische zerdrückte Blätter bei Krampfadern, Geschwülsten, Verrenkungen auf die betroffenen Stellen auflegen.

Aufguss

1 Handvoll Kraut mit 1 l Wasser aufkochen, 10 Minuten ziehen und abkühlen lassen.

Mit dem Aufguss dann die Haare waschen, hilft gegen Kopfläuse.

Hildes Kräuterschatz

Gegen Fliegen und Motten: gepulvertes, trockenes, großzügig ausgestreutes Kraut macht Räume für Fliegen und Motten tabu.

Rainfarn wurde auch als Räucherkraut gegen Unheil und böse Geister eingesetzt.

Achtung! Aufgrund der möglichen Giftigkeit nur verdünnt, in Fertigpräparaten oder äußerlich anwenden!

Rhabarber

Rheum palmatum | Volksname: Gartenrhabarber

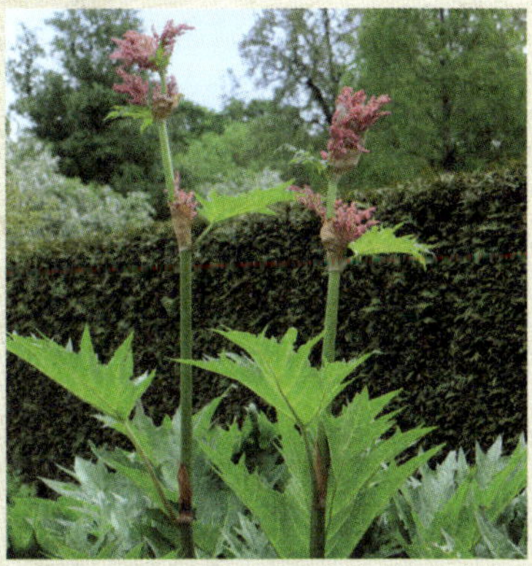

Als Heilmittel wird schon seit fast 5000 Jahren der Wurzelstock der Pflanze verwendet, der ein starkes Abführmittel ist. Diese frühe Anwendung ist aus China dokumentiert. Über Russland kam der Rhabarber in der Antike nach Europa.

Inhaltsststoffe

Anthrachinone, Gerbstoffe, Oxalsäure, Gummi, Stärke, äth. Öl, Vitamin B1, B2, C, Eisen, Kalzium, Karotin, Gerbstoffe, Zucker, Pektin

Erntezeit

- Blattstiele bis Ende Juni
- Wurzelstock im Herbst

Wirkung

Magenstärkend, abführend, gallenanregend, stuhlfördernd, abführend

Anwendung

Sodbrennen, Stuhlregulierung, Appetitlosigkeit, Magen- und Darmprobleme

Küche

Rhabarber wird vor allem sehr gerne in der süßen Küche verwendet, nämlich für Kompotte, Desserts und Kuchen.

Tinktur

Rübenförmige Wurzel klein geschnitten in ein weithalsiges Glas geben und mit Korn (70 %) auffüllen, 1 Woche ziehen lassen und dann abseihen.

Eignet sich für Pinselungen entzündeter Schleimhäute im Mund und Rachenraum.

Hildes Kräuterschatz

Kräuterarznei für Pflanzen

2 Blätter in 6 l Wasser einweichen, 2 Tage stehen lassen und dann die Brühe im Verhältnis 1:5 mit Wasser verdünnen und gießen.

Die Gerbstoffe und Oxalsäure im Rhabarber festigen das Pflanzengewebe und die Sennoside aktivieren die pflanzeneigenen Abwehrmechanismen. Gegen Lauchmotte, schwarze Bohnen Blattlaus, Kraut- und Knollenfäule sowie Braunfäule bei Tomaten.

RINGELBLUME

CALENDULA OFFICINALIS | VOLKSNAME: WUCHERBLUME

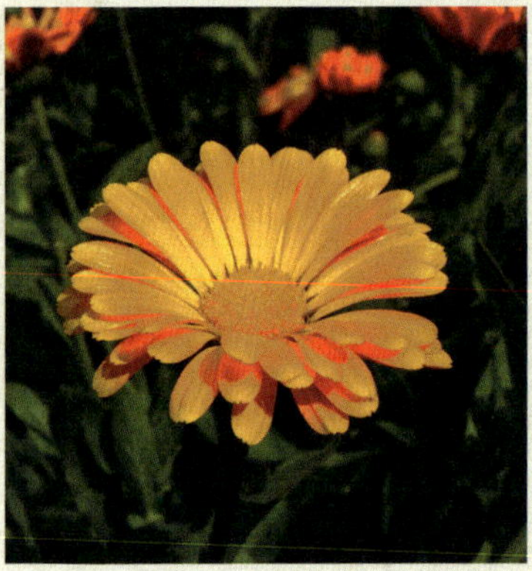

Die Ringelblume ist auf gutem Gartenboden an sonnigen Plätzen in unseren Gärten zu finden.

Inhaltsstoffe

Saponine, Säuren, Bitterstoffe, Farbstoffe, Säuren, Calendulin, ätherisches Öl

Erntezeit

- Blüten und Blätter von Mitte Juni bis Herbst

Wirkung

Blutreinigend, wundheilend, entzündungshemmend, krampflösend, schweißtreibend

Anwendung

Krampfadern, Wundheilung, Magen- Darmtrakt, Dickdarmentzündung, Gallenprobleme, Menstruationsschmerzen

Küche

Die ganz jungen Blätter und Sprossen eignen sich als Beimischung zu Salaten und Suppen. Blütenknospen lassen sich wie Kapern einlegen. Blüten haben wenig Eigengeschmack, liefern eine satte Färbung für Käse, Suppen, Risotto, Mehlspeisen, Kuchen und sind ein hübscher essbarer Dekor.

Ringelblumensalbe

220 g Lanolin schmelzen und 270 g Ringelblumenöl sowie eine Handvoll frische Ringelblumen-Blütenblätter dazugeben.

Ständig rühren und darauf achten, dass die Mischung nicht zu kochen beginnt.

Nach 15 Minuten abseihen und ca. 50 g aufgelöstes Bienenwachs und danach 40 g Ringelblumentinktur dazugeben.

Sportcreme gegen Muskelkater

40 g Lanolin, 1 EL Ringelblumenöl, 2 Handvoll Arnikablüten

Lanolin, Ringenblumenöl und Arnikablüten im Wasserbad bei wenig Hitze schmelzen und mindestens 1 Stunde ausziehen lassen. Danach abseihen, 50 g Bienenwachs schmelzen, verrühren und abfüllen.

Umschläge helfen bei Wunden, Quetschungen, Bluterguss, Muskelzerrung, Wundliegen.

Fußbad

1 Handvoll frische oder getrocknete Ringelblumenblüten mit kochendem Wasser übergießen, 5 Minuten ziehen lassen, Absud etwas auskühlen lassen – 10 Minuten lang ein Fußbad nehmen.

Sitzbäder bei Scheidenpilz anwenden.

Saft gegen Warzen

Frisch gepressten Ringelblumensaft (Blätter zerdrücken) mit etwas Salz zu einen Brei verrühren und als Pflaster auf die Warze geben.

Hildes Kräuterschatz

Ringelblumen sind ein gutes Wetterorakel: wenn die Blüten nach 7 Uhr morgens noch geschlossen sind, ist Regen zu erwarten. Sind sie vor 7 Uhr schon geöffnet, steht ein Schönwettertag bevor.

Rosmarin

Rosmarinus officinalis

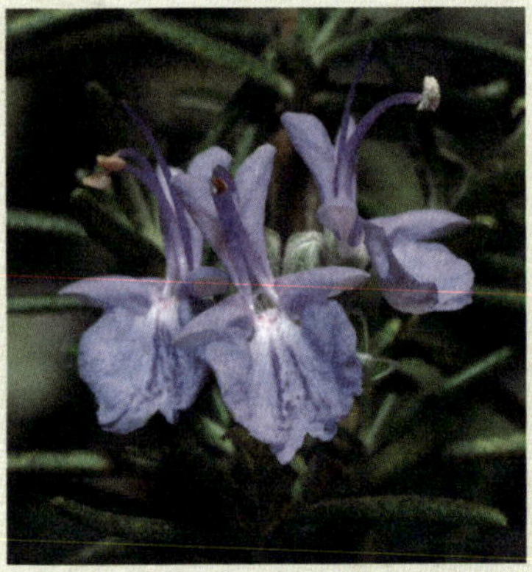

Rosmarin ist Attribut der Liebesgöttin Aphrodite. Der intensive Duft entspannt und belebt gleichzeitig.

Er schärft den Blick für weibliche Reize, auch das Rosmarinbad ist sehr erotisierend.

Eine aphrodisierende Wirkung wird übrigens allen Würz- und Wurzelkräutern zugeschrieben.

Inhaltsstoffe

Zineol, Borneol, Thymol, Kampfer, Pinen, Bitter- und Gerbstoffe, Flavonoide, Nikotinsäure, Salizylate

Erntezeit

Das ganze Jahr über

Wirkung

Appetitanregend, verdauungsfördernd, krampflösend, nervenstärkend, anregend, schmerzstillend

Anwendung

Kreislaufschwäche, Müdigkeit, Völlegefühl, Nervosität, Muskelverhärtung

Küche

Rosmarin ist ein wichtiges Würzkraut, das viele Speisen verfeinert, wie z. B. Fleisch und Fisch, Gemüsespeisen, Brote ...

Tee

250 ml heißes Wasser über 1 TL Rosmarinnadeln gießen und nach 15 Minuten wieder abseihen. Je 1 Tasse 3 bis 4-mal täglich zwischen den Mahlzeiten trinken.

Spülung für Haut und Haar

Zu gleichen Teilen getrocknete Kamillenblüten, Rosmarinnadeln, Lorbeerblätter und Salbei mit 1 l Wasser aufkochen und 12 Minuten köcheln lassen. Anschließend ziehen und abkühlen lassen, nach 1 Stunde abseihen. Nach dem Waschen die Haare damit spülen und die Kopfhaut einreiben.

Rosmarinsalbe

30 g Bienenwachs und 100 ml Olivenöl im Wasserbad erwärmen und auflösen. 1 TL Rosmarintinktur oder 10 Tropfen ätherisches Öl, 5 Tropfen Melisse einrühren. Wenn das Gemisch eine cremige Konsistenz hat, in Cremetöpfe füllen. Kühl lagern, hilft bei trockener Haut.

Badezusatz

Für Teil- und Vollbäder kocht man 50 g getrocknete Nadeln mit 1 l Wasser kurz auf. 15–30 Minuten zugedeckt stehen lassen und den Sud dem warmen Wasser zusetzen, wirkt belebend.

Hildes Kräuterschatz

Rosmarinöl (Einnehmen, Inhalieren oder Baden) hilft bei Bronchitis, Nebenhöhleninfekten und Atemwegsinfektionen.

Ein Rosmarinbad nicht vor dem Schlafengehen nehmen – es aktiviert und macht hellwach!

Setzt man Rosmarin zwischen Kohlpflanzen, so wirkt er gegen Kohlweißling.

Salbei

Salvia officinalis | Volksname: Gartensalbei

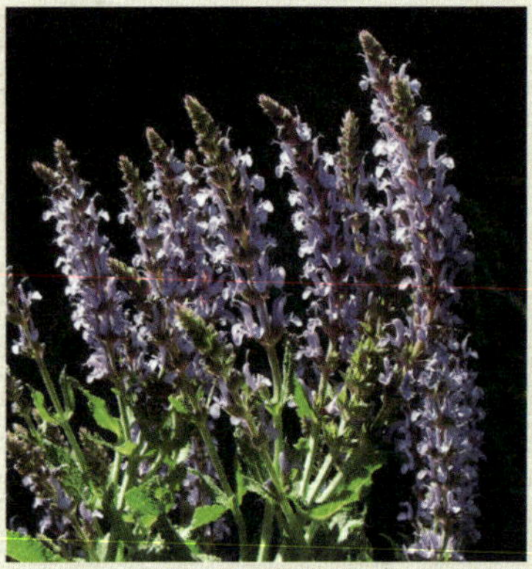

Der Salbei gehört zu den Kräutern, die im Mittelmeerraum heimisch sind, bei uns aber auch gut gedeihen.

Sein Spezialgebiet ist die zusammenziehende und desinfizierende Wirkung, dadurch wirkt er gut bei Halsschmerzen und Halsentzündungen aller Art.

Inhaltsstoffe

Ätherisches Öl, Gerbstoffe, Bitterstoffe, Gummi, Saponin, Säuren, Glykoside

Erntezeit

Vor der Blüte im Mai, am frühen Nachmittag

Wirkung

Krampflösend, antiseptisch, entzündungshemmend, zusammenziehend, appetitanregend, blutreinigend, blutfettsenkend, schleimabführend, gefäßspannend, keimtötend, durchfallhemmend, wundheilend, menstruationsregulierend, schweißhemmend

Anwendung

Arteriosklerose, Prophylaxe gegen Infektionen, Halsentzündungen, Leber- und Nierenleiden, Zahnfleischschwund, Zahnfleischbluten,

Küche

In der Küche ist Salbei als Gewürz für Schweinefleisch, Lammfleisch, Tomatensaucen, Suppen, Gemüse und Fisch sehr beliebt.

Salbei-Gesichtswasser

1 Handvoll Salbeiblätter, 1 Handvoll Melisse, 50 ml Alkohol (70 %) mit 50 ml Hamameliswasser übergießen, 5 Tage zugedeckt im Dunkeln stehen lassen. Danach 200 ml destilliertes Wasser dazugeben, dann durch ein Tuch oder einen Kaffeefilter abseihen. Nach jeder Gesichtswäsche auftragen, wirkt besonders bei fettiger Haut.

Hildes Kräuterschatz

Starker Salbeitee hilft gegen Nachtschweiß, ein Gemisch aus Salbei, Kamille, Ehrenpreis, Veilchenwurzeln, Rosmarin, Nelken, Meisterwurz, Lavendel hilft gegen hohen Blutdruck. Gurgeln mit Salbeiaufguss hilft bei lockeren Zähnen und Zahnfleischentzündung.

Ein Sitzbad hilft bei Nervenschwäche und gegen Infektionen, Bakterien, Viren und Pilze im Unterleibsbereich.

Die zerdrückten Salbeiblätter wirken wohltuend auf Insektenstichen.

Heilöle zum Einnehmen (2–4 Tropfen, 3-mal täglich), Inhalieren oder Baden helfen bei Erkältungen, Krampfhusten und Atemwegsinfekten.

Schafgarbe

Achillea millefolium | Volksname: Balsamgarbe

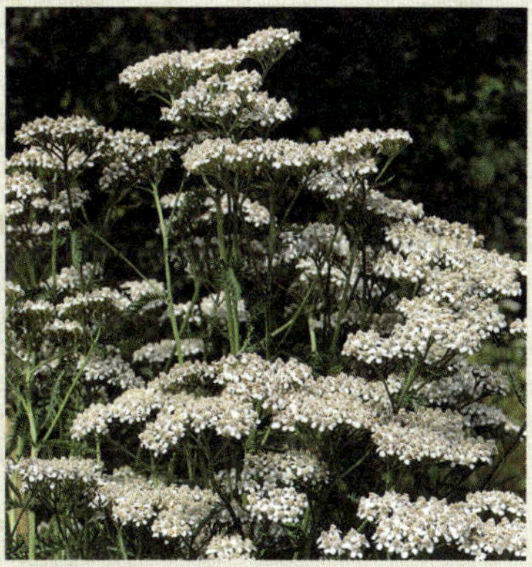

Die Schafgarbe ist eine beliebte klassische Heilpflanze, die für die Verdauungsorgane und gegen Frauenleiden eingesetzt werden kann. Sie kann äußerlich ähnlich wie Kamille angewendet werden.

Inhaltsstoffe

Ätherisches Öl, Azulen, Eukalyptol, Gerbstoffe, Flavone, Bitterstoffe, antibiotische Substanzen

Erntezeit

- Das ganze blühende Kraut im Sommer

Wirkung

Blutreinigend, blutstillend, krampflösend, entzündungshemmend, harntreibend, verdauungsfördernd

Anwendung

Akne, Appetitlosigkeit, Bluthochdruck, Blutungen, Diabetes, Ekzeme, Gicht, Gürtelrose, Hämorrhoiden, Gallenkoliken, Krampfadern, Menstruationsbeschwerden, Schuppenflechte, Wundheilung

Küche

Die Schafgarbe ist zwar in erster Linie als Heilkraut bekannt, findet aber durchaus auch in der Küche Verwendung.

Gebackene Schafgarbenblüten

250 ml Bier, 1 Ei, 200 g Mehl zu einem flüssigen Teig vermengen, die Schafgarbenblüten eintauchen und anschließend sofort in heißem Öl ausbacken, auf Küchenkrepp abtropfen lassen. Eignen sich sehr gut als Beilage zu Wild oder deftigen Braten.

Gesichtswasser

1 Handvoll Schafgarbeblätter mit 500 ml kochendem Wasser übergießen, 10 Minuten ziehen lassen. Etwas abkühlen lassen und Gesicht damit reinigen – macht die Haut schön und klar.

Sirup

2 Handvoll Schafgarbeblätter mit 1 l kochendem Wasser übergießen, Saft von 2–3 Zitronen dazugeben, über Nacht stehen lassen. Nächsten Tag mit 1 kg Zucker aufkochen und in saubere Flaschen füllen.

Schnaps zur Verdauung

2 Handvoll Schafgarbeblätter mit 1 l Korn übergießen, ca. 2 Wochen stehen lassen. Vor oder nach dem Essen zur Verdauung einnehmen.

Hildes Kräuterschatz

Wenn sich eine Verkühlung anbahnt, empfiehlt es sich, ein Gesichtsdampfbad mit Schafgarbeblätter, Melisse, Johanniskraut und Thymian zu nehmen.

Schlüsselblume

Primula veris, Primula officinalis
Volksname: Himmelschlüssel

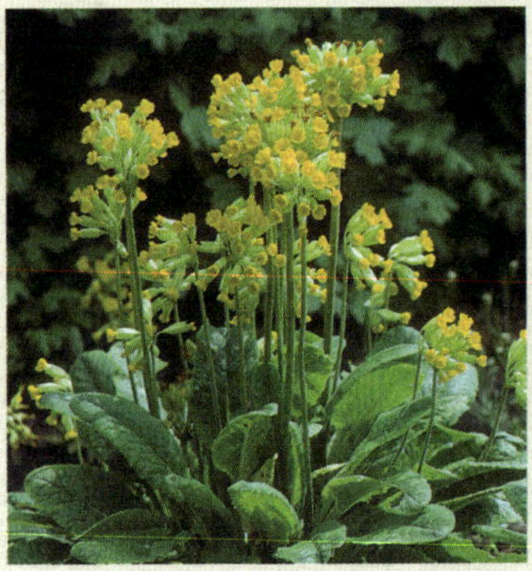

Die Schlüsselblume ist der Frühjahrsblüher schlechthin, doch in den letzten Jahrzehnten ist sie sehr selten geworden, aus diesem Grund steht sie auch unter Naturschutz. Durch ihre entkrampfende und schleimlösende Wirkung eignet sie sich sehr gut für Hustentee, besonders bei festsitzendem Husten und Altershusten verschafft sie Linderung. Wenn sich durch ein schwächer werdendes Herz im Alter Flüssigkeit in der Lunge staut, wird das Abhusten erleichtert und der Kreislauf entlastet.

Inhaltsstoffe

Saponine, Flavone, Primulaverosid, Phenolglykoside, ätherisches Öl, Gerbstoff, Kieselsäure

Erntezeit

- Blüten und Blätter im Frühsommer
- Wurzel im Frühjahr und Herbst

Wirkung

Beruhigend, blutreinigend, blutstillend, entzündungshemmend, harntreibend, krampflösend, schleimlösend, schmerzlindernd, schweißtreibend

Anwendung

Bronchitis, Keuchhusten, Schnupfen, Kehlkopfentzündung, Halsentzündung, Lungenentzündung, Erkältung, Mundschleimhautentzündung, Mundfäule, Zahnfleischentzündung, Vitamin-C-Mangel, Verstopfung, Stoffwechselstörung, Gicht, Rheuma, Herzschwäche, Ödeme, Migräne, Kopfschmerzen, Schlaflosigkeit, Neuralgien, Schwindel

Küche

Junge, zarte Blätter von der Schlüsselblume eignen sich gut für Salat.

Hustensirup

1 EL zerkleinerte Wurzel mit wenig Wasser 5 Minuten auskochen, abseihen und mit Honig vermischen, bis ein Sirup entsteht, bei Husten löffelweise einnehmen.

Tinktur

20 g zerkleinerte Wurzel mit 100 ml Korn (70 %) ansetzen, 10 Tage stehen lassen, abseihen und tropfenweise auf Zucker oder Brot einnehmen, hilft bei Husten.

Bonbons

2 EL Wasser und 250 g Zucker schmelzen, Schlüsselblumen (ohne Blätter) dazugeben, bis sich Fäden ziehen. Kleine Häufchen auf ein Backpapier geben und erkalten lassen, stillen den Hustenreiz.

Gesichtswasser

1 Handvoll frische Blüten mit 500 ml kochendem Wasser übergießen. Über Nacht stehen lassen, abfiltern und kühl stellen. Immer wieder mit einem Wattebausch auftragen und trocknen lassen.

Hildes Kräuterschatz

Außer gegen Husten verwendet die Volksheilkunde die Schlüsselblume auch gegen Nervosität und Neuralgien. Selbst Migräne soll gelindert werden.

Schnittlauch

Allium schoenoprasum

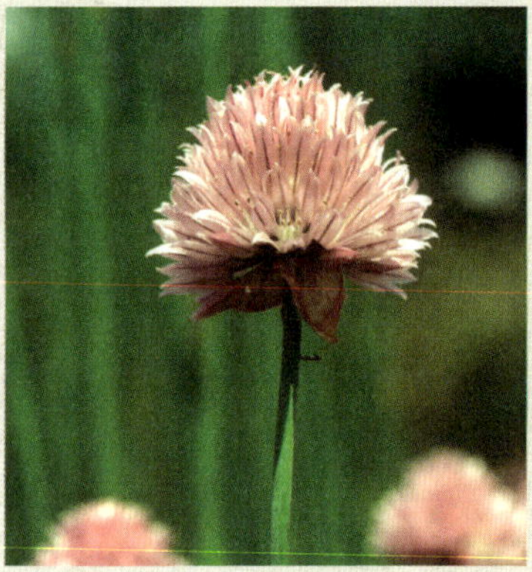

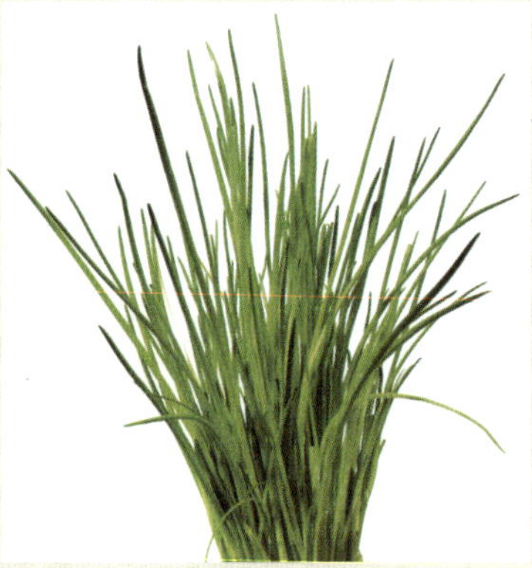

Als Gewürz kennt Schnittlauch jeder, aber dass er auch eine Heilpflanze ist, ist nicht so bekannt.

In der Zeit, wenn er im Frühling aus der Erde sprießt, brauchen wir ihn am allernötigsten, denn er vertreibt die Frühjahrsmüdigkeit, reinigt das Blut und liefert uns Vitamin C.

Inhaltsstoffe

Ätherische Öle, Mineralstoffe, Eisen, Vitamin C

Erntezeit

Von März bis Oktober

Wirkung

Anregend, blutbildend und blutreinigend, antibiotisch, stoffwechselfördernd

Anwendung

Appetitlosigkeit, Blähungen, Darmentzündung, Frühjahrsmüdigkeit, Husten, Magenentzündung

Küche

Schnittlauch ist ein vielseitig einsetzbares Küchenkraut, er schmeckt in jedem Aufstrich, in Suppen, auf Butterbrot und in Salaten.

Schnittlauch hat gute Eigenschaften, als Appetitanreger, Vitamin- und Mineralsoffspender in fast allen Salat- Suppen- und Kartoffelgerichten. Er bringt mit seinen schwefelhaltigen ätherisch Ölen die Verdauungssäfte in Schwung.

Hildes Kräuterschatz

Schnittlauch zerdrücken und äußerlich als Auflage angewendet – hilft bei Insektenstichen und lindert Rheumaschmerzen.

Schöllkraut

Chelidonium majus | Volksname: Warzenkraut

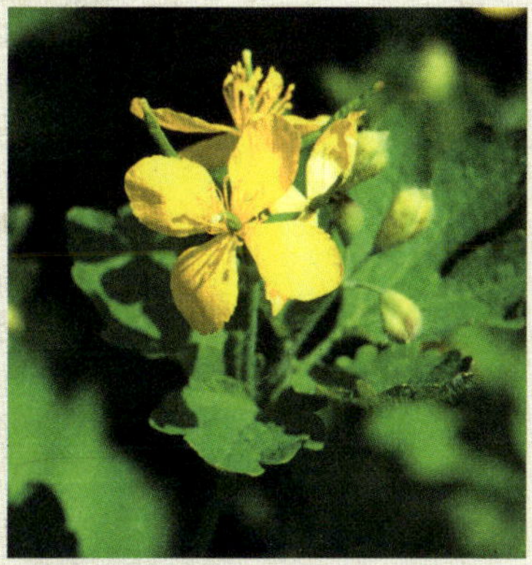

Schwach giftig!

Das Schöllkraut liebt die Nähe von Häusern und wächst gerne unauffällig an Mauern. Dort wird es von den meisten für Unkraut gehalten.

Nur sein gelber Saft macht es zu einer besonderen Erscheinung; der kommt aber nur beim Abbrechen der Stängel zum Vorschein.

Schon von alters her ist es eine beliebte und starke Heilpflanze für Leber und Galle.

Als Verwandter des Schlafmohns haben die Alkaloide des Schöllkrauts auch beruhigende und krampflösende Wirkung.

Inhaltsstoffe

Alkaloide, Berberin, Coptisin

Erntezeit

- Die oberirdischen Pflanzenteile während der Blütezeit, die Wurzel im Herbst

Wirkung

Schmerzstillend, krampflösend, gallenflussfördernd, harntreibend, augenstärkend, schweißtreibend, antibakteriell

Anwendung

Rheuma, Gicht, Magenschmerzen, Verstopfung, Allergien, Arteriosklerose, Ödeme, Augenentzündungen, Asthma, Krampfhusten, Neuralgien, Akne, Geschwüre, Ekzeme, Schuppenflechte, Hühneraugen, Schwielen, Warzen

Schöllkrautessenz

Kraut mit Blüten zerreiben und in ein weithalsiges Schraubdeckelglas geben, mit Korn (70 %) auffüllen und ziehen lassen. Nach 10 Tagen durch einen Kaffeefilter abseihen und in dunkle Flaschen füllen.

Hildes Kräuterschatz

Der Milchsaft des Schöllkrauts hilft gegen Warzen, diese Wirkung ist auf die zellteilungshemmende Eigenschaft sowie auf die eiweißspaltenden Enzyme zurückzuführen.

Neurodermitiker erhalten durch das Auflegen von gequetschten Schöllkrautblättern Linderung.

Sonnenblume
Helianthus annuus

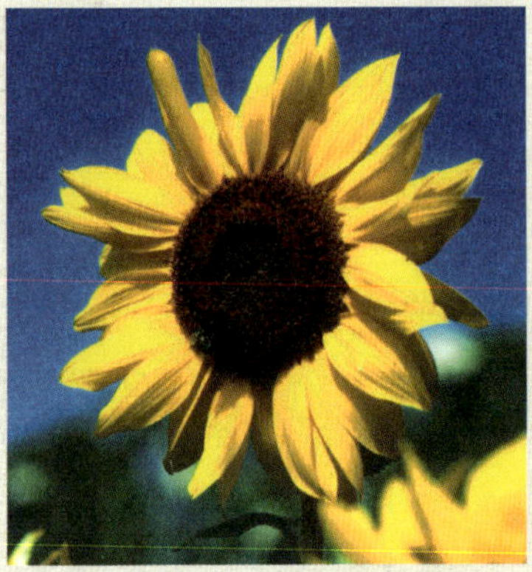

Die Sonnenblume steht vielfach mannshoch in den Gärten und eifert mit ihren großen Korbblüten der Sonne nach.

Wenn sie verblüht ist und Samen in ihrem Korb trägt, ist sie eine beliebte Anlaufstelle für Vögel.

Aber auch wir Menschen haben es auf die Sonnenblumenkerne abgesehen.

Inhaltsstoffe

Vitamine, Linolsäure, Flavoide, Mineralstoffe

Erntezeit

- Blütenblätter während der Blüte, Samen im Herbst

Wirkung

Wundheilend, harntreibend, fiebersenkend, zusammenziehend, hustenlindernd

Anwendung

Neurodermitis, Erkältungskrankheiten, Blasenentzündung

Küche

Sonnenblumenkeimlinge isst man roh in Salaten, junge Blütenköpfe kocht man wie Artischocken.

Sonnenblumenöl wird aus den Samen hergestellt und eignet sich zum Backen, Braten, zum Grillen und Frittieren sowie zum Marinieren von Salaten.

Sonnenblumenblütenblätter haben einen nussigen Geschmack und geben Brot und Pastagerichten Farbe und Aroma, sie eignen sich außerdem auch als Zutat für Salate.

Kaltgepresstes Sonnenblumenöl kann man bei Verbrennungen anwenden – es unterstützt die Bildung von neuem Gewebe.

Sonnenblume-Pflegecreme

1 Handvoll Sonnenblumenblüten, 200 ml kaltgepresstes Sonnenblumenöl, 40 g Bienenwachs und 5 Propolistropfen.

Blüten und Öl langsam im Wasserbad erwärmen, über Nacht ausziehen und stehen lassen.

Leicht erwärmen, abseihen, mit Bienenwachs im Wasserband schmelzen, öfters umrühren.

Bevor die Masse ausgekühlt ist, Propolistropfen einrühren.

Hildes Kräuterschatz

Sonnenblumenkerne zum Knabbern und das Öl helfen gegen Darmreizungen, äußerlich hilft das Sonnenblumenöl bei Hautproblemen.

Spitzwegerich

Plantago lanceolata | Volksname: Wegtrittkraut

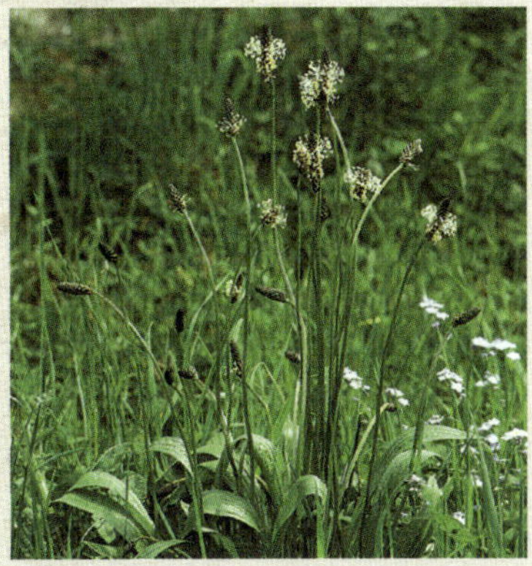

Der Spitzwegerich wächst unauffällig an Wegrändern und auf Wiesen. Wer ihn kennt, erkennt ihn schon im zeitigen Frühjahr an seinen langen schmalen Blättern, die wie Lanzen aus dem Boden schießen.

Er ist ein wichtiges Hustenmittel und hat außerdem gute Fähigkeiten bei der Wundheilung.

Inhaltsstoffe

Schleimstoffe, Saponine, Gerbstoffe, Glykoside, Kieselsäure, Vitamin C, ätherisches Öl

Erntezeit

- Blätter von Mai bis August, Wurzeln von Ende August bis Oktober

Wirkung

Antibakteriell, adstringierend, blutreinigend, blutstillend, entzündungshemmend, harntreibend, schleimlösend

Anwendung

Bronchitis, Insektenstiche, Atemwegsprobleme, Magen- und Darmprobleme, Quetschungen, Wunden, Ausschläge

Hustenhonig mit Spitzwegerich

2 Handvoll Spitzwegerichblätter kalt abwaschen, klein schneiden und schichtweise mit 500 g flüssigem Akazienblütenhonig in ein Glas mit 1 l Fassungsvermögen füllen. Ca. 1 cm hoch Blätter, darüber 1 cm Honig geben und so weiter. Das randvolle Glas verschließen und 3 Wochen lang ans Fensterbrett stellen. Täglich das Glas umdrehen, damit die nach oben schwimmenden Blätter immer wieder gut vom Honig bedeckt werden. Nach 3 Wochen über einem Sieb abseihen und den zähflüssigen Sirup in kleine dunkle Fläschchen füllen, kühl stellen. Bei Husten entweder täglich 3–10 TL über den Tag verteilt einnehmen oder den Hustentee damit süßen.

Hildes Kräuterschatz

Bei Ausschlägen und Flechten hilft ein Bad mit Spitzwegerich und Käsepappel, danach Ringelblumensalbe auftragen.

Bei Bienen- Gelsen- oder Wespenstich in der freien Natur sofort ein Blatt Spitzwegerich zerquetschen und auflegen. Nimmt den Juckreiz und verhindert Schwellung.

Stiefmütterchen/Ackerstiefmütterchen

Viola tricolor | Volksname: Ackerveilchen

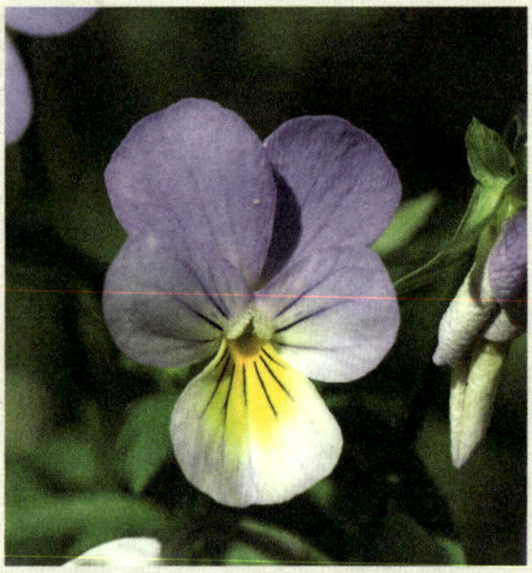

Das Stiefmütterchen ist der winzige Bruder des wilden Stiefmütterchens und des Veilchens. Im Gegensatz zu diesen muss man sich beim Ackerstiefmütterchen jedoch sehr weit runterbeugen, um die Schönheit der Blüte zu erkennen. Man kann das Ackerstiefmütterchen ähnlich anwenden wie seine Brüder, doch ist es als Heilpflanze weniger bekannt als diese.

Inhaltsstoffe

Schleimstoffe, Flavonoide, Glykoside, Saponine, Gerbstoffe

Erntezeit

Oberirdische, blühende Teile im Mai bis Oktober

Wirkung

Harntreibend, schleimlösend, blutreinigend

Anwendung

Ekzeme, Entzündungen der Harnwege, trockener Husten, Bindehautentzündung, Hautprobleme, Atemwegserkrankungen, Erkältungskrankheiten, rheumatische Beschwerden

Stiefmütterchen-Aufguss

25 g Blüten mit 500 ml siedendem Wasser überbrühen, 10 Minuten ziehen lassen und abseihen. Die betroffenen Hautstellen morgens und abends mit dem Aufguss bestreichen, hilft gegen Akne.

Tinktur

1 Handvoll Blüten und Blätter in ein Schraubglas geben, mit Alkohol (70 %) übergießen, 10 Tage stehen lassen. Abseihen und als Reinigungslotion bei Akne und Hautunreinheiten anwenden.

Mit kandierten Blüten können Desserts garniert werden.

Hildes Kräuterschatz

Das Sammeln und Trocknen der Pflanze ist etwas heikel, es muss rasch geschehen, um ein Reifwerden der Blüten und Kapseln zu vermeiden.

Die getrockneten Blüten bewahren ihre Farbe nur in luftdichten Gläsern.

Taubnessel

Lamium album | Volksname: Falsche Brennnessel

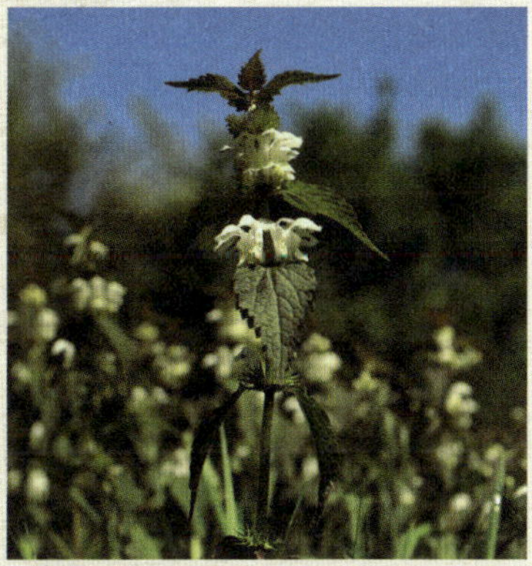

An Zäunen, auf Wegen, bei Gebüsch und auf Schuttplätzen ist die Taubnessel recht häufig anzutreffen.

Inhaltsstoffe

Saponine, Schleimstoffe, Histamine, Tyramin, Methylanum, Gerbstoffe, ätherisches Öl

Erntezeit

- Blüten und Blätter von Mai bis September

Wirkung

Schleimlösend, adstringierend, antibakteriell, beruhigend

Anwendung

Blähungen, Atemwegserkrankungen, Asthma, Fieber, Erkältung, Bronchitis, Magenentzündung, Blasenleiden, Schlaflosigkeit

Tee

2 TL frische oder getrocknete Blätter mit kaltem Wasser zustellen, erhitzen, 5 Minuten ziehen lassen. 14 Tage lang täglich 1 Tasse schluckweise trinken.

Taubnesseltee wird auch häufig gegen Entzündungen der Atmungsorgane eingesetzt.

Mit ihrem Schleim kann die Taubnessel gereizte Schleimhäute sanft umhüllen und wirkt zudem beruhigend.

Auch die Verdauungsorgane profitieren von der milden Wirkung der Taubnesselblüten, der Taubnesseltee kann Entzündungen von Magen und Darm lindern.

Äußerliche Anwendung des Tees bei Hautproblemen: Waschung, Bad oder Umschlag.

Helfen bei Furunkeln, Ekzemen und schlecht heilenden Wunden.

Hildes Kräuterschatz

Die Taubnessel ist ein ausgesprochenes Frauenmittel, sie wird außer bei Weißfluss auch gerne gegen alle Arten von Frauenbeschwerden eingesetzt, seien es schmerzhafte Menstruationsblutungen oder Wechseljahrsbeschwerden. Die Taubnessel soll auch die Stärke der Blutungen regulieren.

Früher wurde die weiße Taubnessel vor allem Frauen und Mädchen gegeben und die rote Taubnessel wurde Männern gereicht.

Die gelben Blüten der selteneren Goldnessel galten als besonders heilkräftig.

Thymian

Thymus vulgaris | Volksname: Gundelkraut

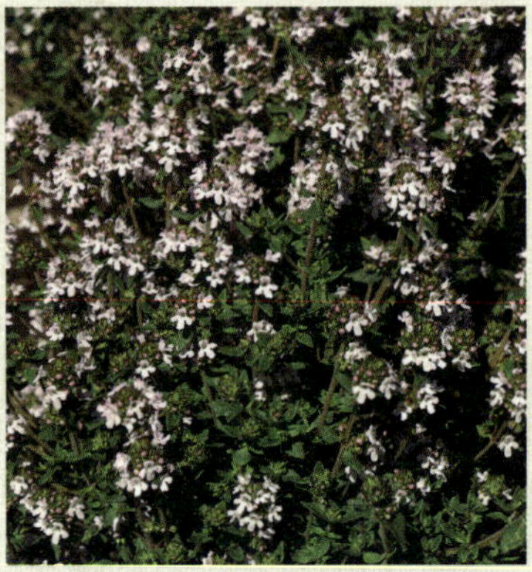

Wächst an sonnigen Standorten mit durchlässigen Böden, ist mehrjährig, wird bis zu 20 cm hoch und ist sehr bescheiden.

Inhaltsstoffe

Ätherisches Öl, Gerbstoffe, Bitterstoffe, Flavonoide, Thymol, Carvacrol

Erntezeit

- Das ganze Jahr über, zum Trocknen vor der Blüte

Wirkung

Antibakteriell, appetitanregend, auswurffördernd, krampflösend, menstruationsregulierend, desinfizierend, schleimverflüssigend, erfrischend

Anwendung

Husten, Reizhusten, Keuchhusten, Bronchitis, Magen- und Darmprobleme

Küche

Thymian verfeinert alle würzigen Speisen (Fleisch und Gemüse), sparsam dosiert gibt er auch Marmeladen, Fruchtgelees, Bowlen und Obstsalaten eine besondere Note.

Thymianlikör

2 Handvoll Thymian, 350 ml Wasser, 1 l Korn, 5 Kardamomkapseln, etwas Zimt, 1 kg Zucker

Zutaten in ein großes Schraubglas geben, ca. 1 Monat stehen lassen, bis der Zucker aufgelöst ist, mehrmals schütteln.

Thymianöl

Einige Zweige Thymian in eine Flasche Olivenöl geben, stehen lassen. Besonders geeignet für Gegrilltes.

Hildes Kräuterschatz

Thymianöl ist auch ein belebender Badezusatz bei Erschöpfung und Gliederschmerzen, aber auch bei Erkältungen und Schnupfen.

Ich empfehle Thymian als Unterpflanzung bei Rosen, er wird nicht zu hoch, man kann 2-mal im Jahr ernten.

Traubensilberkerze

Cimicifuga racemosa | Volksname: Silberkerze

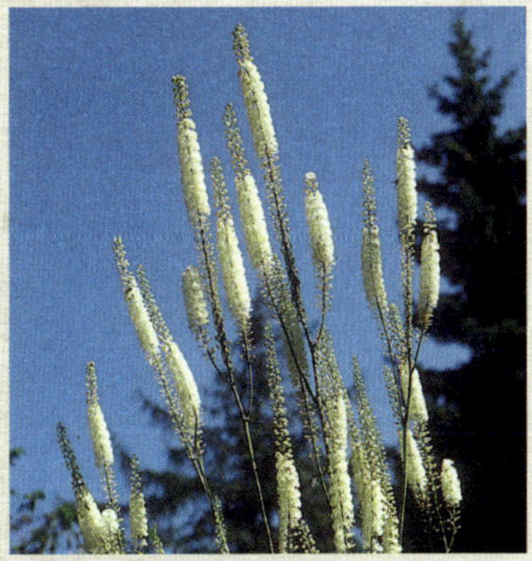

Die Traubensilberkerze ist eine mannshohe Staude, die in Nordamerika heimisch ist.

Schon die nordamerikanischen Ureinwohner schätzten die Traubensilberkerze wegen ihrer geburtserleichternden Wirkung und ihren Fähigkeiten, Schmerzen und Krämpfe zu lindern.

Die Traubensilberkerze ist auch hierzulande vor allem durch ihre Wirkung bei Wechseljahrs- und Menstruationsbeschwerden bekannt geworden.

Inhaltsstoffe

Ätherisches Öl, Flavonoide, Gerbstoffe, Harze, Stärke, Fettsäuren, Bitterstoffe

Erntezeit

Wurzelstock im Herbst

Wirkung

Adstringierend, beruhigend, blutzuckersenkend, entzündungshemmend, harntreibend, krampflösend, schleimlösend, schmerzstillend

Anwendung

Asthma, Bronchitis, Depressionen, Diabetes, Halsschmerzen, Eierstockentzündung, Herzschwäche, Hexenschuss, Husten, Hitzewallungen, Magenkrämpfe, Rheuma, Schlaflosigkeit, Unruhe, Übergewicht, Neuralgien, Migräne, Rückenschmerzen

Tee

Verwendet wird nur die Wurzel der Silberkerze.

1 TL getrocknete Wurzel mit 250 ml Wasser kalt ansetzen, aufkochen und 15 Minuten ziehen lassen.

Um den Geschmack zu verbessern, kann man Thymian oder Melisse dazugeben, schluckweise trinken.

Hildes Kräuterschatz

Die Silberkerze ist sehr östrogenhältig und wird deswegen auch in den Wechseljahren (Hitzewallungen) angewendet.

Veilchen

Viola odorata | Volksname: Hundsveilchen

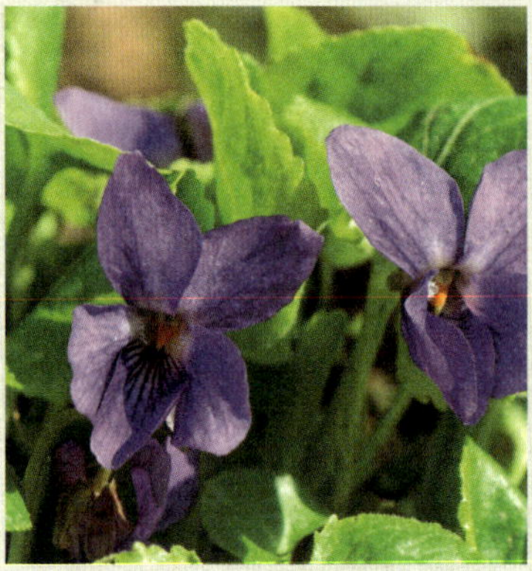

In der Antike war das Veilchen sogar eine heilige Blume. Es war dem Gott Pan geweiht und zu Ehren des Saturn wurden Veilchenkränze auf dem Kopf getragen.

Schon Hippokrates setzte das Veilchen für allerlei Beschwerden ein, unter anderem gegen Sehstörungen, Kopfschmerzen und Melancholie.

In der heutigen Naturheilkunde wird das Veilchen vorwiegend bei Beschwerden der Atemwege, z. B. Husten und Bronchitis, eingesetzt.

Inhaltsstoffe

Ätherisches Öl, Bitterstoffe, Saponine, Alkaloid, Cyamin

Erntezeit

- Wurzel und Kraut von März bis November
- Blüten im April und Mai

Wirkung

Herzstärkend, fiebersenkend, schlaffördernd, blutdrucksenkend, blutreinigend, schleimlösend

Anwendung

Seitenstechen, Keuchhusten, Bronchitis, Blutandrang, Schwermut, Ohrensausen, Herzklopfen, Samenabgang, Gedächtnisschwund, grippale Infekte, Schluckbeschwerden

Veilchensirup

2 Handvoll Veilchenblüten mit 2 Zitronen in einem Kochtopf mit 1 l kochendem Wasser übergießen. Über Nacht stehen lassen, abseihen und mit 1 kg Zucker aufkochen.

Veilchenwasser

Veilchen mit heißem Wasser übergießen, nach 8 Stunden abseihen.

Veilchenessig

1 Handvoll Veilchenblüten in einen guten Wein- oder Apfelessig einlegen.

Veilchentee

Ca. 20 Blüten mit 250 ml kochendem Wasser übergießen, 5 Minuten ziehen lassen und schluckweise trinken.

Hildes Kräuterschatz

Veilchenwurzel hat man früher Babys zum Kauen gegeben, wenn sie Zähne bekommen haben. Die Wurzel hat schmerzlindernde, fiebersenkende Stoffe in sich.

Eine Abkochung aus der Wurzel ist ein sicheres Brechmittel.

Vogelmiere

Stellaria media | Volksname: Hühnerdarm, Sternmiere

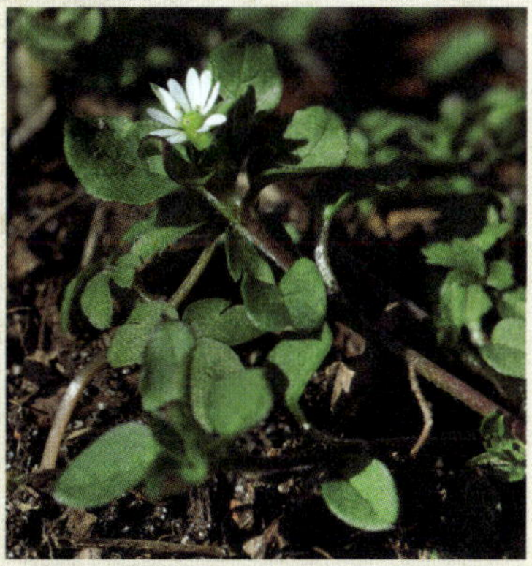

Die meisten Gartenbesitzer kennen die Vogelmiere mit ihren kleinen Sternblüten als lästiges Unkraut, dabei ist sie nicht nur ein Wildgemüse, sondern auch ein wertvoller Schutz und Mulch-Ersatz für den nackten Boden.

Fast das ganze Jahr über kann man die Vogelmiere ernten, um daraus Salate, Suppen und Kräutertopfen zu bereiten. Diese Speisen regen den Stoffwechsel und die Verdauung an.

Auch gegen allerlei Hautprobleme hilft die Vogelmiere, sogar Schuppenflechte und juckende Ekzeme kann sie lindern.

Inhaltsstoffe

Vitamine, Saponine, Flavonoide, Cumarine, Mineralien, Oyalsäure, Schleimstoffe, Zink, ätherische Öle

Erntezeit

- Kraut ganzjährig, besonders im Frühjahr und Sommer

Wirkung

Adstringierend, blutreinigend, blutstillend, harntreibend, schleimlösend, kühlend

Anwendung

Husten, Bronchitis, Frühjahrsmüdigkeit, Blähungen, Verstopfung, Gelenksentzündungen, Rheuma, Gicht, Gerstenkorn, Hautprobleme, Schuppenflechte, Ekzeme

Küche

Vogelmiere wird gerne verwendet für Kräutersuppen, Wildkräutersalat und Aufstriche.

Vogelmieren-Hautöl

1 Handvoll Vogelmiere im Mixer pürieren und mit kaltgepresstem Olivenöl 1 Woche bei Zimmertemperatur ziehen lassen. Abseihen, mit 1 EL Honig mischen und in gut verschlossenen Flaschen dunkel lagern.

Creme

1 Handvoll Blätter und Blüten in 250 ml Olivenöl im Wasserbad erwärmen, über Nacht stehen lassen, nächsten Tag abseihen, mit 25 g Bienenwachs im Wasserbad erwärmen.

Hildes Kräuterschatz

Vogelmiere ist das Unkraut schlechthin, hat aber als Öl oder Creme sehr heilsame Wirkungen, hilft sehr gut bei juckenden Hautauschlägen und Ekzemen.

Waldmeister

Galium odoratum | Volksname: Waldmandl

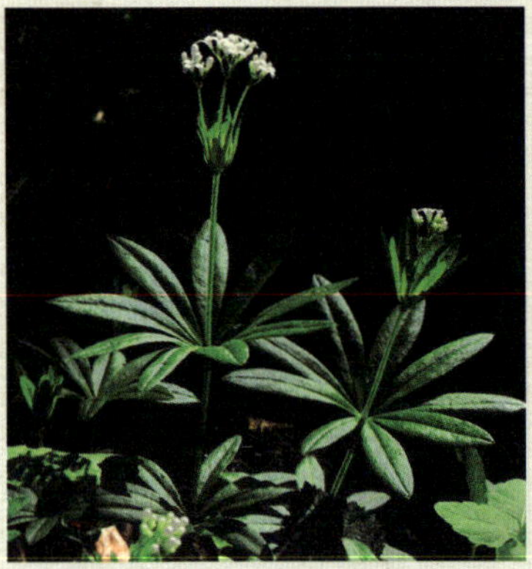

Waldmeister wächst in lichten Laubwäldern und verströmt seinen zarten, charakteristischen Duft.

Meistens finden wir ihn in größeren Familien. Er blüht ab Mitte April bis Anfang Mai mit zarten, kleinen, weißen Blüten. Es ist die Zeit, ihn für Tee zu trocknen oder zu einer Waldmeisterbowle zum Maifest zu verarbeiten. Der Waldmeister enthält Cumarin, das leicht beschwingt und in geringer Dosierung bei Kopfschmerzen und Migräne hilft. In höherer Dosierung kann Waldmeister auch Kopfschmerzen verursachen.

Inhaltsstoffe

Cumarin, Asperulosid, Gerbstoffe, Bitterstoffe

Erntezeit

April, Mai

Wirkung

Beruhigend, blutreinigend, gefäßerweiternd, entzündungshemmend, krampflösend, harntreibend, schweißtreibend

Anwendung

Verdauungsbeschwerden, Blasensteine, Herzschwäche, Kopfschmerzen, Migräne, Nervenschmerzen, Ödeme, Menstruationsbeschwerden, Furunkel, Ekzeme, Leber- und Milzbeschwerden

Maibowle

Ein Sträußlein Waldmeister kurz vor der Blüte pflücken und anwelken lassen. Mit einem Faden zusammenbinden und 30 Minuten in 1 Liter guten Weißwein hängen lassen. Sekt und Zucker nach Bedarf dazugeben. Schön fruchtig schmeckt die Bowle mit Pfirsichstücken oder Erdbeeren.

Tee

1 TL angewelktes Kraut mit 250 ml kochendem Wasser übergießen, 5 Minuten ziehen lassen.

Likör

20 Stiele in ein Schraubglas geben, mit 1 l Obstler oder Korn, 500 g Zucker und 3 Zitronen ansetzen, mindestens 3 Monate dunkel stehen lassen.

Hildes Kräuterschatz

Tee eignet sich für ältere Menschen als Schlaftee.

Achtung! Täglich nur 1 Tasse trinken, kann höher dosiert Schmerzen verstärken.

Wegmalve

Malva neglecta | Volksname: Käsepappel

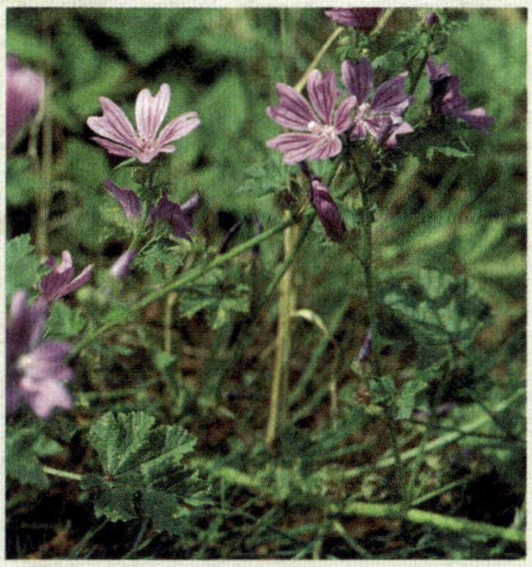

Bevorzugt trockenen Boden und Sonne. Verwendet werden Blätter und Blüten.

Inhaltsstoffe

Schleimstoffe, Gerbstoffe, Kalium, Natrium

Erntezeit

Blätter und Blüten im Juli

Wirkung

Wundheilend, erweichend, reizmildernd

Anwendung

Schleimhautentzündungen, Gastritis, Blasenentzündung, Geschwüre, Husten, Bronchitis, Heiserkeit, Kehlkopfentzündung, Mandelentzündung, Furunkel, Insektenstiche

Küche

Von April bis Juni eignen sich die Blätter der Wegmalve in Streifen geschnitten als Salatzutat.

Die Früchte, roh oder blanchiert, nennt man auch Katzenkäse. Die Knospen und Früchte in Essigwasser mit Dill und Senfkörnen eingelegt, kann man roh essen oder Gemüsegerichten beimengen.

Die Wurzel kann man braten oder Wildgemüsegerichten beimengen, sie wirken eindickend wegen ihres hohen Schleimstoffgehalts.

Sirup

2 Handvoll Blüten mit 1 l kochendem Wasser, Saft von 3 Zitronen ansetzen, über Nacht ziehen lassen, am nächsten Tag mit 1 kg Zucker aufkochen, abfüllen.

Likör

2 Handvoll Blüten mit 1 l Korn und 500 g Zucker sowie 1/2 Knolle Ingwer in einem Schraubglas ansetzen. 1 Monat stehen lassen, bis der Zucker aufgelöst ist.

Hildes Kräuterschatz

Die Blüten der Käsepappel halten nur 1 Tag, am späten Nachmittag sind die meisten Wirk- und Farbstoffe vorhanden. Deshalb täglich die Blüten sammeln und einen Sirup ansetzen.

Wenn Kinder einen Kräutertee trinken sollen und dieser mit dem Sirup gemischt wird, wird er pink – das lieben die Kinder und es schmeckt ihnen gleich viel besser.

WEGWARTE

CICHORIUM INTYBUS | VOLKSNAME: ZICHORIE

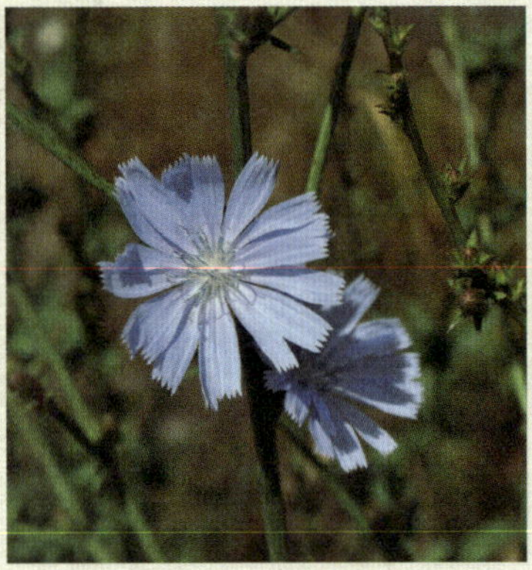

Wegwarte wächst mit ihren himmelblauen Blüten bevorzugt an Wegrändern. Dort wird sie häufig übersehen, weil ihre Gestalt luftig und durchlässig ist.

Im Altertum und Mittelalter war die Wegwarte als Zauberkraut bekannt.

Heutzutage kennt man die Wegwarte vor allem zur Stärkung der Verdauungsorgane.

Inhaltsstoffe

Bitterstoffe, Zucker, Harz, Gerbstoffe, ätherisches Öl, Mineralstoffe, Vitamine

Erntezeit

- Wurzel im März und April sowie im Oktober und November, das Kraut von Juni bis September, Blüten von Juli bis September

Wirkung

Adstringierend, blutreinigend, entzündungshemmend, anregend

Anwendung

Leberschwäche, Gallensteine, Verdauungsschwäche, Verstopfung, Krampfadern, Diabetes, Kopfschmerz, Hautunreinheiten, Haarausfall, Geschwüre

Küche

Blüten, Blätter, junge Stängel und Wurzeln sind essbar und gelten schon seit jeher als vitamin- und mineralstoffreiches Gemüse. Blätter vor der Blüte sammeln und in Salate, Suppen und Saucen, milden Gemüsemischungen verwenden.

Wein

2 EL Wurzel, 1 Handvoll blaue Blüten, 1 Handvoll blühenden Ysop, 1 Handvoll Zitronenmelisse, 1/2 Vanillestange, 3 EL Rohzucker mit 1 l guten Rotwein übergießen.

3 Wochen an einem warmen Ort ziehen lassen, öfters schütteln, abseihen und in saubere Flaschen füllen.

Tee

Wurzeln oder Kraut mit 250 ml Wasser 2 Minuten kochen, abseihen und schluckweise trinken.

Hildes Kräuterschatz

Wohltuend für müde Augen. – Wattepads in kaltem Tee tränken und auflegen. Bei Hautunreinheiten kann man ein Tuch mit warmem Tee tränken und auf die betroffenen Stellen legen.

Wegwarte ist die Bachblüte Nr. 8 und die getrockneten Blüten kann man als Räucherkraut (für positive Stimmung) verwenden.

WEINRAUTE

RUTA GRAVEOLENS | VOLKSNAME: EDELRAUTE

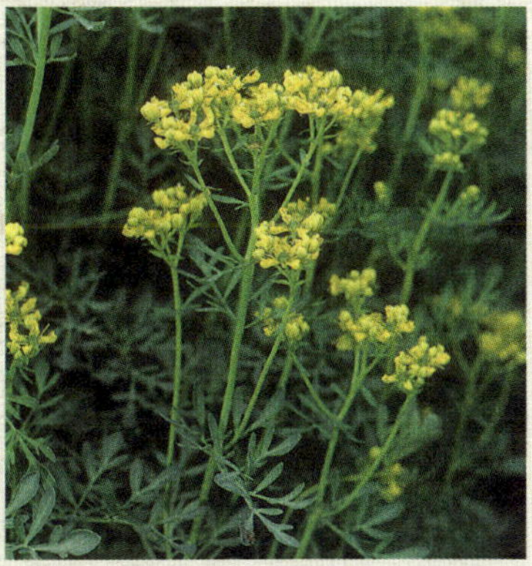

In den Klöstergärten des Mittelalters durfte die Weinraute nicht fehlen, weil sie als unentbehrliche Heilpflanze galt.

Doch inzwischen wird sie fast nur noch von Liebhabern alter Pflanzensorten kultiviert und kommt selten verwildert auf Weinbergen vor.

Sie wirkt gegen Verkrampfungen, schlaffördernd und beruhigend, auch in den Wechseljahren kann sie wertvolle Dienste zur Linderung der typischen Beschwerden leisten.

Inhaltsstoffe

Ätherisches Öl, Rutin, Glykoside, Gummi, Harz, Bitterstoffe, Apfelsäure

Erntezeit

- Junge Blätter im späten Frühjahr
- Blühendes Kraut zum Trocknen im Sommer

Wirkung

Durchblutungsfördernd, krampflösend, verdauungsfördernd, appetitanregend, schlaffördernd, krampflösend, nervenstärkend, kräftigend

Anwendung

Magenbeschwerden, Bauchkrämpfe, Augenleiden, Multiple Sklerose, Blähungen, Verdauungsschwäche, Magenkrämpfe, Reizmagen, Kreislaufstörungen, Bluthochdruck, Kopfschmerzen

Küche

Die Weinraute eignet sich sehr gut als Würzmittel für Fisch und Hammel sowie für Kräutertopfen.

Tee

1 TL der im Juni und Juli kurz vor der Blüte gesammelten und getrockneten Blätter mit 250 ml kochendem Wasser übergießen, nach 5 Minuten abseihen. Mehr als zwei Tassen täglich sollte man nicht trinken, weil die Raute unangenehme Nebenwirkungen hat. Das in ihr enthaltene relativ giftige ätherische Öl ruft bei empfindlichen Menschen schon beim Pflücken Hautjucken mit Bläschen hervor. Schwangere sollten die Raute ganz meiden.

Hildes Kräuterschatz

Mit Arnika und Johanniskraut gemischt ist es ein herrliches Einreibemittel gegen Muskelkater und Muskelrheuma, Zerrungen, Hexenschuss.

Die positive Wirkung der Weinraute bei Multipler Sklerose ist auch von der Schulmedizin anerkannt.

Weinrebe

Vitis vinifera | Volksname: Wein

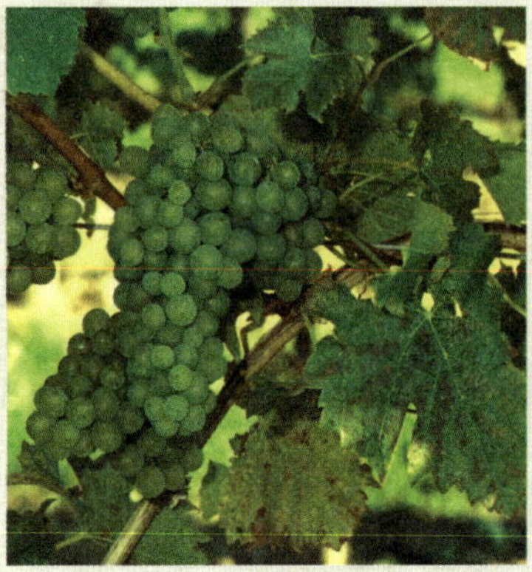

Weinrebe wird überall angebaut, wo es warm genug für sie ist.

Die Weinrebe ist auch eine Heilpflanze, was nur den wenigsten bewusst ist. Sie hilft bei Erkrankungen des Verdauungssystems und des Stoffwechsels.

Inhaltststoffe

Gerbstoff, Weinsäure, Apfelsäure, Bernsteinsäure, Wachs, Zucker, Mineralien

Erntezeit

- Blätter von Mai bis August, Beeren von August bis Oktober

Wirkung

Adstringierend, nervenstärkend, blutbildend, stärkend, aufbauend, blutreinigend, stärkend

Anwendung

Erbrechen, Geschwüre, Ekzeme, Hautunreinheiten, Blutungen, Krampfadern, Nerven, Kopfschmerzen, Magenschmerzen, Fettleibigkeit, Leberleiden, Verstopfung, Arteriosklerose

Küche

Junge zarte Blätter (April bis Juni) können mit faschiertem Fleisch oder Reis gefüllt oder zum Einwickeln von Käse verwendet werden.

Ältere Blätter können als Trockengewürz mit säuerlicher Note verwendet werden, die jungen Ranken von März bis Mai eignen sich für Salate und Pfannengemüse.

Die duftenden Blüten nimmt man zum Aromatisieren von Getränken oder kandiert zum Naschen.

Die Trauben schmecken in Fruchtsalaten, auf Kuchen, Torten, zu Käse, als Trockenobst, Saft und natürlich vergoren als Wein.

Aus den Fruchtkernen presst man ein hochwertiges Traubenkernöl. Schmeckt nussig und verfeinert Salate.

Getrocknete Traubenkerne werden auch zu Mehl vermahlen, dieses ist auch für Zöliakie-Patienten geeignet.

Hildes Kräuterschatz

Weißwein sollte wegen seiner Weinsäure bei Gicht und Rheuma gemieden werden

Rotwein ist gut für die Blutbildung.

Spruch meines Vaters:

„Weißwein für die Nachtfalter, Rotwein für die Gemütlichen.“

Wermut

Artemisia absinthum | Volksname: Absinth

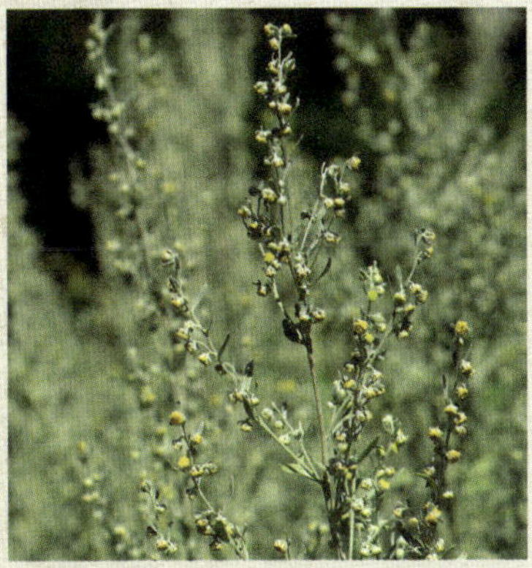

Wermut, mit seinen graufilzigen Blättern und dem herb würzigen Duft, wird in Gärten kultiviert, wie es die Mönche im Mittelalter vorgemacht haben.

Mit seinem stark bitteren Aroma gehört der Wermut zu den wichtigsten Bitterkräutern, die zur Stärkung der Verdauung verwendet werden.

Doch Achtung, seine ätherischen Öle wirken bei Langzeitgebrauch in hoher Dosierung sinnverwirrend, wie viele Künstler in der Blütezeit des Absinth-Getränks leidvoll erfahren mussten.

Inhaltsstoffe

Ätherisches Öl, Thujon, reichlich Bitterstoffe, Harze

Erntezeit

- Die oberen Pflanzenteile während der Blüte

Wirkung

Magenstärkend, appetitanregend, verdauungsfördernd, wurmtreibend, blutstillend, schweißtreibend, harntreibend

Anwendung

Völlegefühl, Verdauungsprobleme, Entzündungen, Schmerzen

Tinktur

Um eine Wermuttinktur selbst herzustellen, übergießt man Wermut in einem Schraubdeckelglas mit Doppelkorn oder Weingeist, bis alle Pflanzenteile bedeckt sind, und lässt die Mischung verschlossen für 2 bis 6 Wochen ziehen. Dann abseihen und in eine dunkle Flasche abfüllen, ein- bis dreimal täglich 10–50 Tropfen einnehmen.

Wenn einem die Tinktur zu konzentriert ist, kann man sie mit Wasser verdünnen.

Hildes Kräuterschatz

Wermut enthält ätherische Öle, Harze, Vitamine und Spurenelemente, die gegen Säulenrost (Johannisbeeren), Brombeer- und Erdbeermilben, Kohlweißfliege, Apfelwickler, Blattläuse sowie Ameisen angewendet werden können.

2 Handvoll Wermut mit 2 l kaltem Wasser übergießen, aufkochen, 1 Stunde ziehen lassen.

Abgekühlt mit Wasser im Verhältnis 1:5 verdünnen und gießen.

Achtung!

Wermut sollte nicht bei Magen- und Darmgeschwüren angewendet werden.

Auch in der Schwangerschaft sollte man auf Wermut verzichten

Wilde Karde

Dipsacus sylvestris | Volksname: Weberdistel

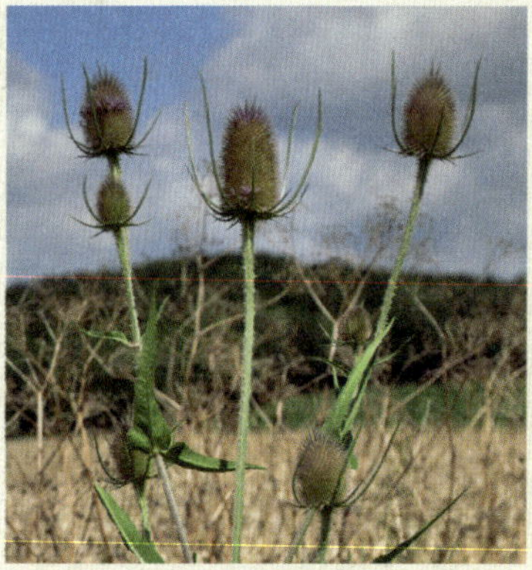

Die Pflanze ist 2-jährig und wächst auf kargen Böden in voller Sonne.

Inhaltsstoffe

Glykoside, Saponine, Scabiosid

Erntezeit

- Wurzel am Ende des ersten Jahres

Wirkung

Schweißtreibend, harntreibend, magenwirksam

Anwendung

Hauterkrankungen und Borriolose

Küche

Die jungen Blätter, im Frühling geerntet, passen nach Entfernen der Stacheln in feinherbe Salate, Suppen und Gemüsegerichte. Das Mark nicht zu alter Stängel wird wie Hopfensprossen zubereitet und gegessen.

Die Wurzel ergibt ein feines Gemüse im Spätsommer oder Herbst.

Tinktur

1 TL Wurzel kurz ankochen, anschließend auf nüchternen Magen trinken.

Diese Tinktur kann bei Borriolose angewendet werden.

Tee

2 TL Wurzel mit 250 ml Wasser kalt zustellen, aufkochen und 10 Minuten ziehen lassen, 2 Tassen täglich schluckweise trinken.

Hildes Kräuterschatz

Ihre Wirkung bei Borriolose wird auch von der Schulmedizin anerkannt.

Ysop

Hyssopus officinalis | Volksname: Bienenkraut

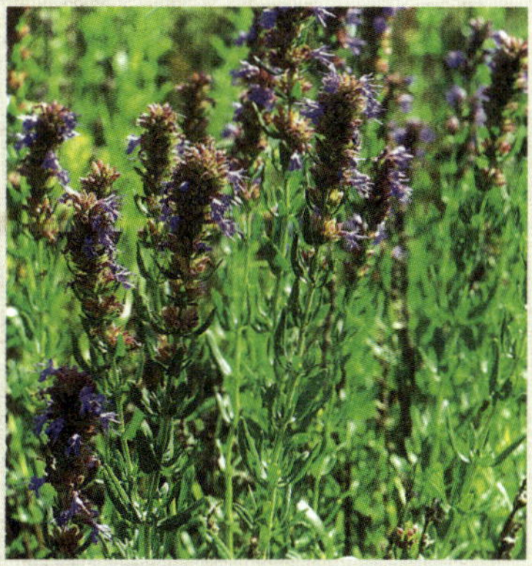

Ysop ist ein naher Verwandter von Thymian, Salbei und anderen Lippenblütlern und ist hierzulande vorwiegend als Würzkraut bekannt.

Doch er ist auch eine wertvolle Heilpflanze mit vielfältigem Einsatzspektrum.

In unserem Garten hat er sich mit ausgesprochen starker Wuchskraft einen umfangreichen Platz an der Sonne erobert. Aus der zierlichen Pflanze im Blumentopf ist innerhalb von wenigen Jahren der reinste Busch geworden.

Inhaltsstoffe

Ätherisches Öl, Gerbstoffe, Apfelsäure, Zucker, Harz, Gummi, Farbstoff

Erntezeit

Den ganzen Sommer über

Wirkung

Stärkend, schleimlösend, adstringierend, harntreibend, menstruationsfördernd, entzündungshemmend, schweißtreibend, gallefördernd, leicht abführend

Anwendung

Magen-Darm-Katarrh, Blähungen, Atemwegsinfekte, Asthma, Erkältung, Rheuma

Küche

Ysop verfeinert Salate, Tomatengerichte, Topfen, Braten, Saucen und Teemischungen.

Tee

Je 2 TL Ysop und Thymian mit einer Feige 5 Minuten kochen, kurz ziehen lassen, schluckweise trinken – wirkt stuhlfördernd.

Hustensiup

2 Handvoll Ysop und Thymian sowie Schlüsselblume mit 1 l kochendem Wasser übergießen, Saft von 2 Zitronen dazugeben, über Nacht stehen lassen, abseihen und mit 1 kg Zucker aufkochen.

Hildes Kräuterschatz

Ysop zieht die Bienen an und sollte in keinem Garten fehlen.

Ysop vorbeugend gegen den Kohlweißling in den Garten pflanzen.

Zitronenverbene

Verbena triphylla | Volksname: Zitronenstrauch

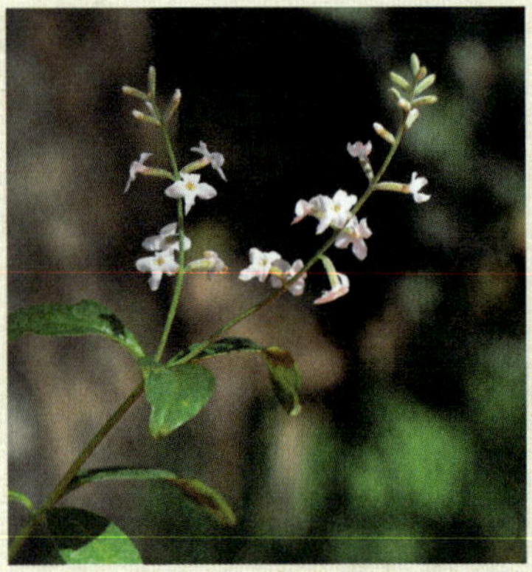

Die Zitronenverbene ist die südamerikanische Schwester des heimischen Eisenkrautes.

Allerdings sieht die Verbene anders aus und riecht auch stark zitronig, ganz anders als ihre Verwandte.

Man kann die Verbene ähnlich einsetzen wie das Eisenkraut, sie eignet sich aber auch sehr gut als wohlschmeckender Haustee für den reinen Genuss.

Im Sommer kann Verbenentee wohltuend erfrischend sein.

Inhaltsstoffe

Ätherisches Öl, Citral

Erntezeit

Ab Mai bis Herbst

Wirkung

Beruhigend, wundheilend, durchfallwidrig, adstringierend, fiebersenkend, harntreibend, krampflösend, menstruationsfördernd, milchbildend

Anwendung

Bronchitis, Husten, Atemwegskatarrhe, Fieber, Verdauungsschwäche, Blähungen, Übelkeit, Migräne, Schwindel

Zitronenverbenebowle

1 Handvoll Zitronenverbenenblätter waschen, trockentupfen. 2 unbehandelte Zitronen heiß waschen, Schale in Zesten schneiden und in ein Bowlengefäß geben, mit 4 EL Zucker bestreuen. Mit einer Flasche milden Weißwein aufgießen, 30 Minuten ziehen lassen. Die Zitronen auspressen, den Saft und eine zweite Flasche Wein mit gekühltem Prosecco dazugießen.

Zitronenverbenensirup

2 gehäufte Handvoll Zitronenverbenenblätter sowie 2 ausgepresste Zitronen in einen Kochtopf geben und mit 1 l kochendem Wasser übergießen. Über Nacht stehen lassen, abseihen und mit 1 kg Zucker aufkochen, abfüllen. Schmeckt sehr erfrischend mit Wasser, Mineralwasser oder Sekt.

Hildes Kräuterschatz

Die Zitronenverbene schmeckt sehr aromatisch und wird gerne für helles Fleisch, Fisch und Gemüsegerichte verwendet.

Die schönsten Seiten Österreichs

Zum Sonderpreis und im neuen Format: 9 Titel um je 10,00 EUR

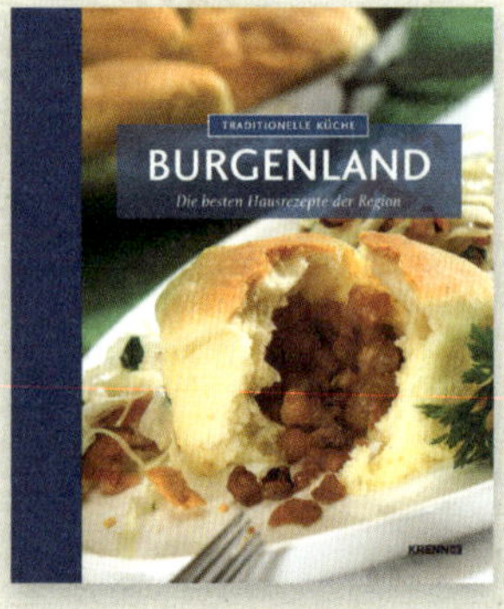

Burgenland
€ 10,00 (A/D) / CHF 18,70
ISBN 978-3-99005-120-7

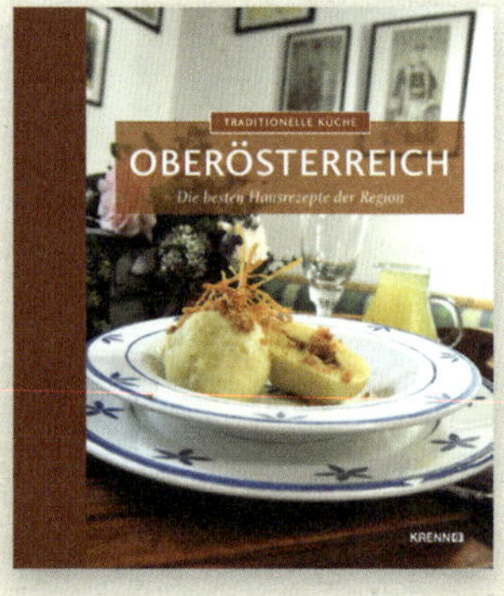

Oberösterreich
€ 10,00 (A/D) / CHF 18,70
ISBN 978-3-99005-115-3

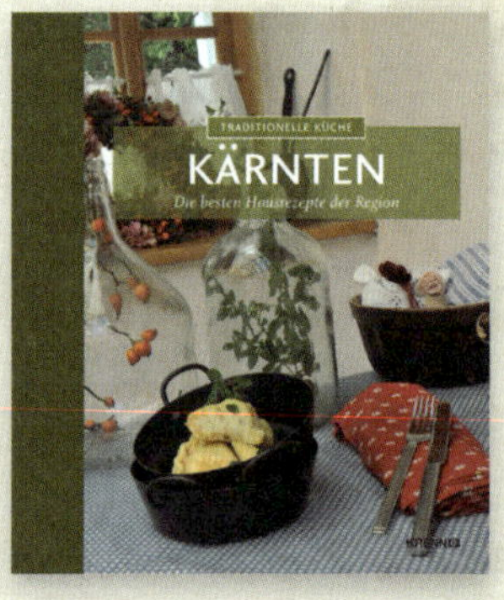

Kärnten
€ 10,00 (A/D) / CHF 18,70
ISBN 978-3-99005-116-0

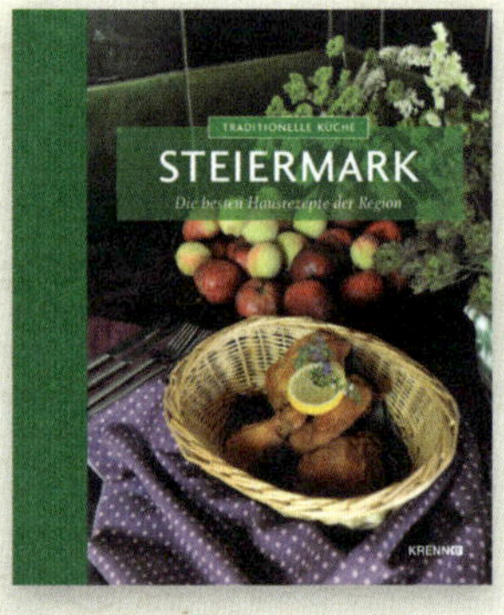

Steiermark
€ 10,00 (A/D) / CHF 18,70
ISBN 978-3-99005-117-7

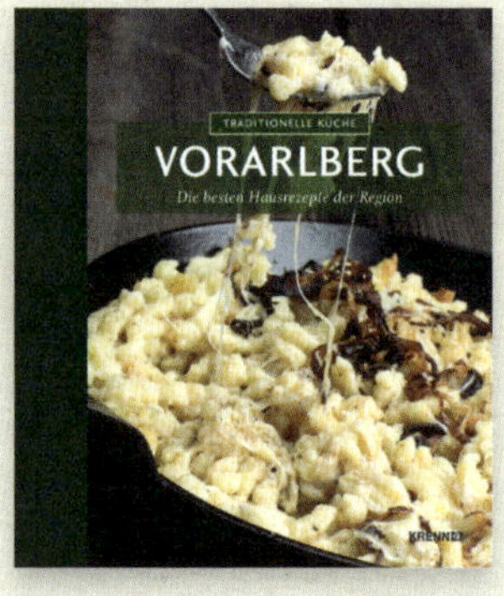

Vorarlberg
€ 10,00 (A/D) / CHF 18,70
ISBN 978-3-99005-120-7

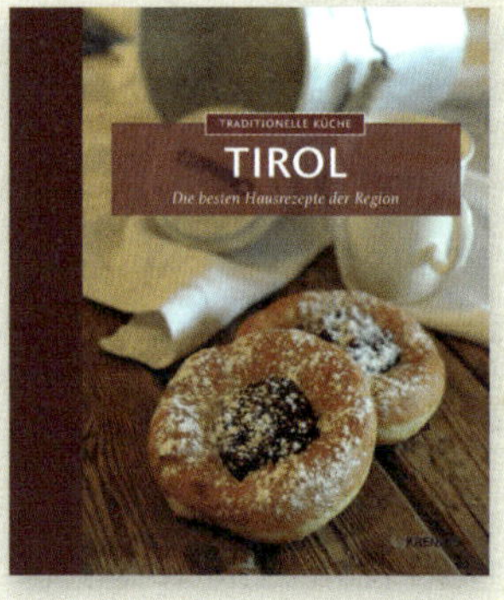

Tirol
€ 10,00 (A/D) / CHF 18,70
ISBN 978-3-99005-118-4v

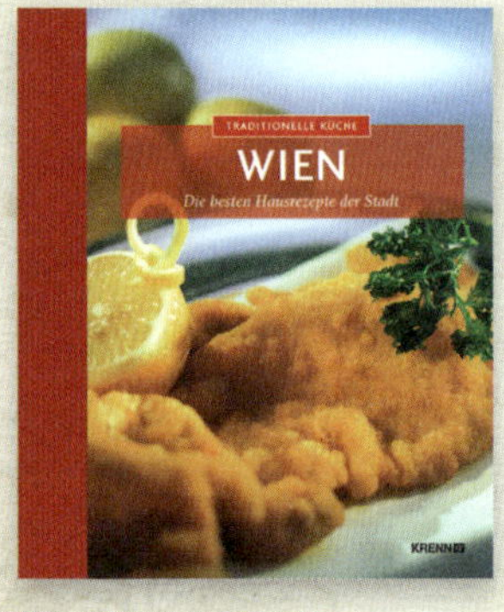

Wien
€ 10,00 (A/D) / CHF 18,70
ISBN 978-3-99005-121-4

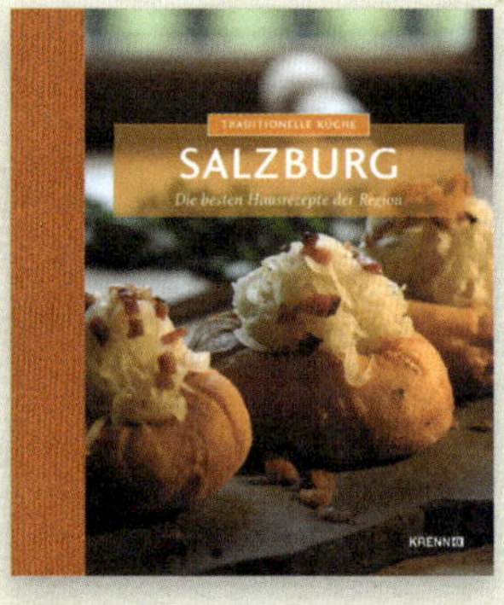

Salzburg
€ 10,00 (A/D) / CHF 18,70
ISBN 978-3-99005-113-9

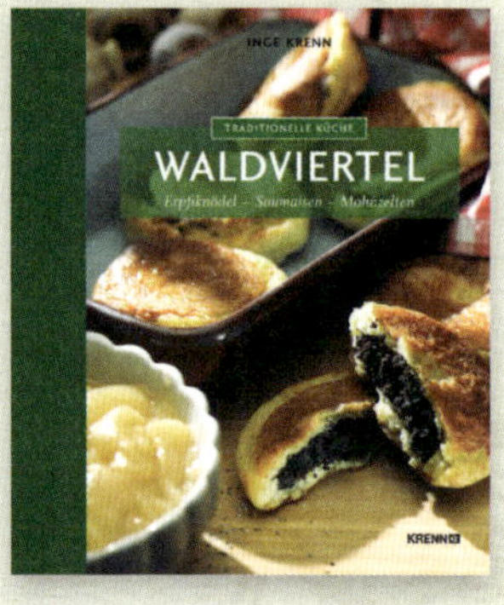

Waldviertel
€ 10,00 (A/D) / CHF 18,70
ISBN 978-3-99005-174-0

Wehwehchen Register

Wehwehchen Register

Wehwehchen Register

Wehwehchen Register

Die Ratschläge in diesem Buch wurden sorgfältig erarbeitet, dennoch erfolgen alle Angabe ohne Gewähr. Jeder Anwender handelt in Eigenverantwortung, bei Unsicherheiten ist umgehend ärztlicher Rat einzuholen. Die Ratschläge in diesem Buch können den Gang zum Arzt nicht ersetzen, die hier enthaltenen Informationen dienen nicht zur Diagnosestellung.